大展好書　好書大展
品嘗好書　冠群可期

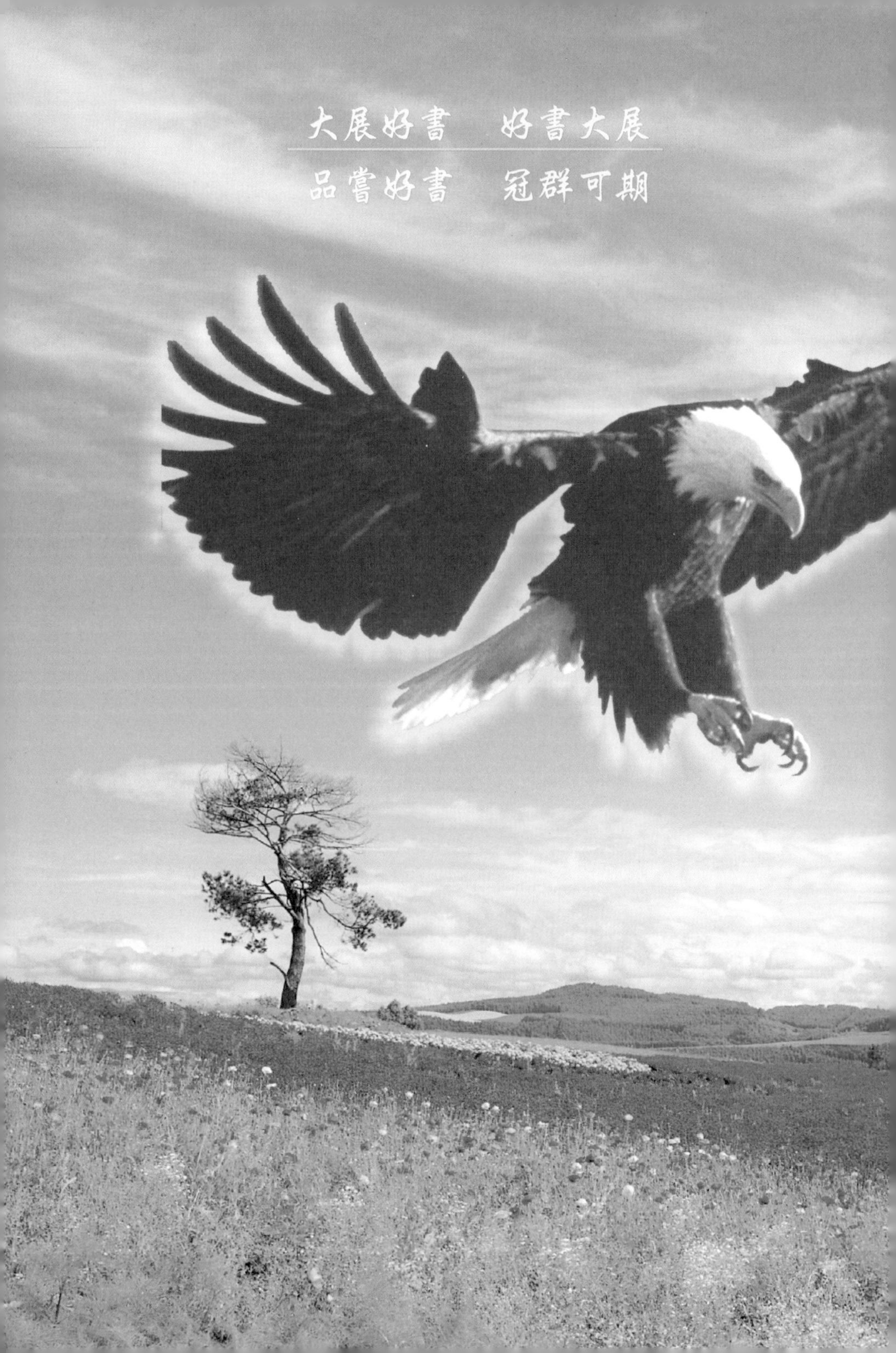
大展好書　好書大展
品嘗好書　冠群可期

健康加油站13

手、腳病理按摩

堤芳朗／著
劉雪卿／譯

大展出版社有限公司

圖解・手的穴道、腳的穴道

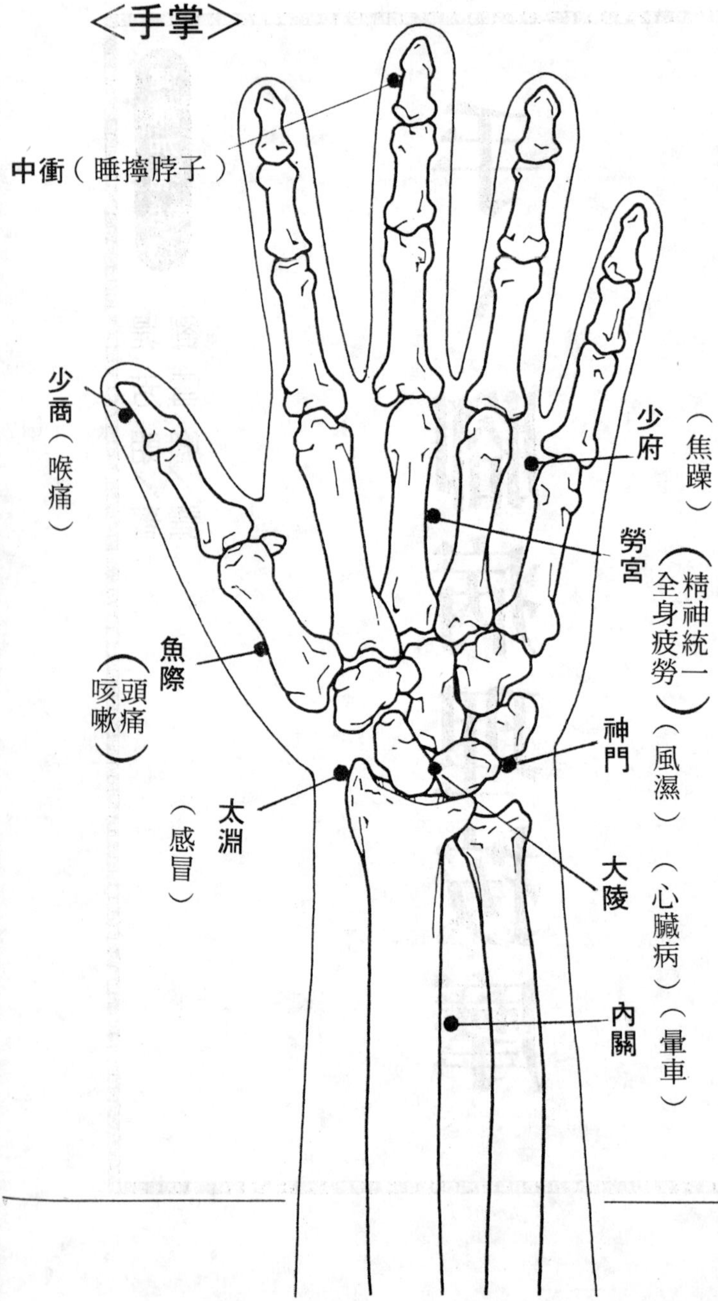

＜手掌＞
中衝（睡擰脖子）
少商（喉痛）
魚際（頭痛 咳嗽）
太淵（感冒）
少府（焦躁）
勞宮（精神統一 全身疲勞）
神門（風濕）
大陵（心臟病）
內關（暈車）

＜手掌側・手臂＞

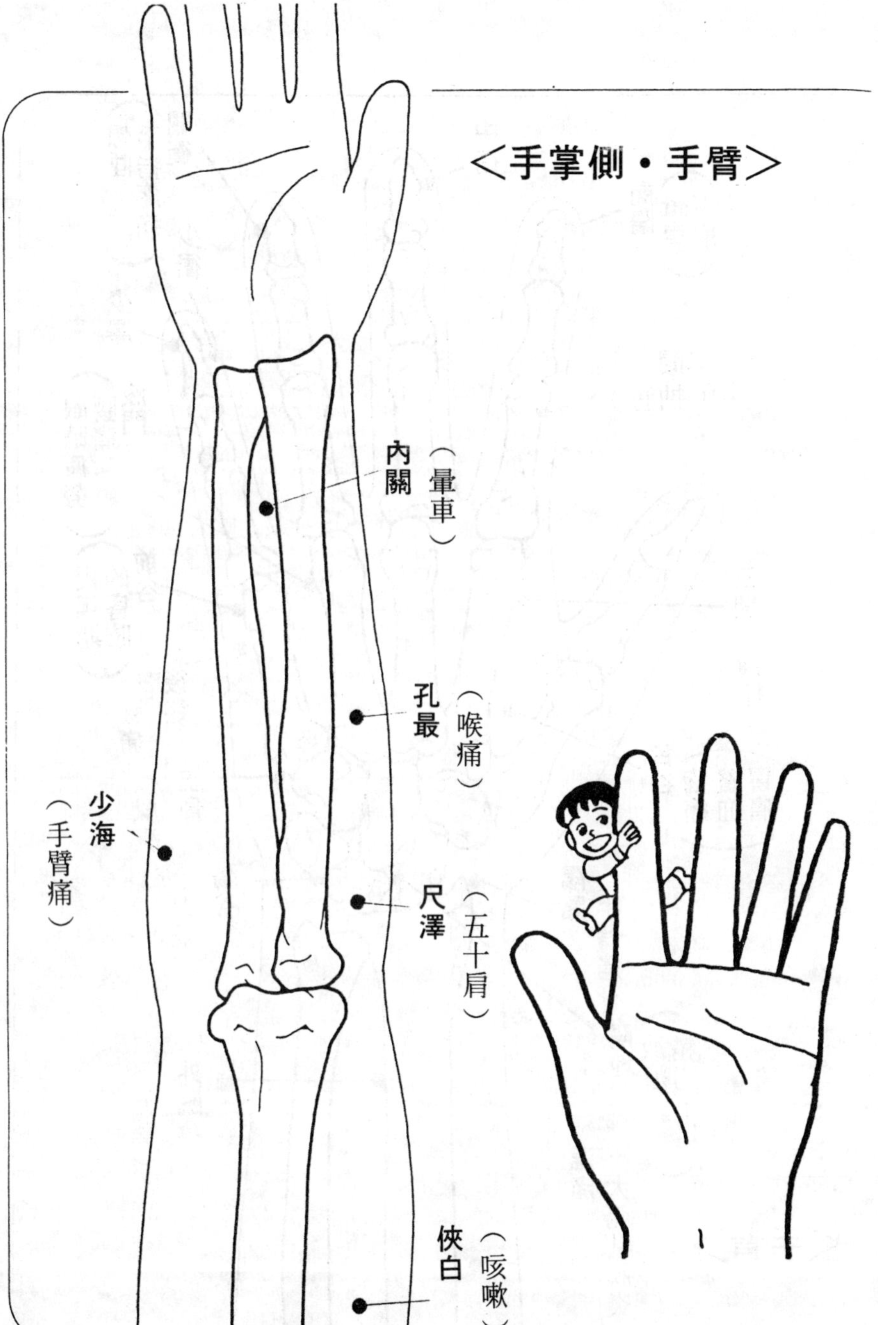

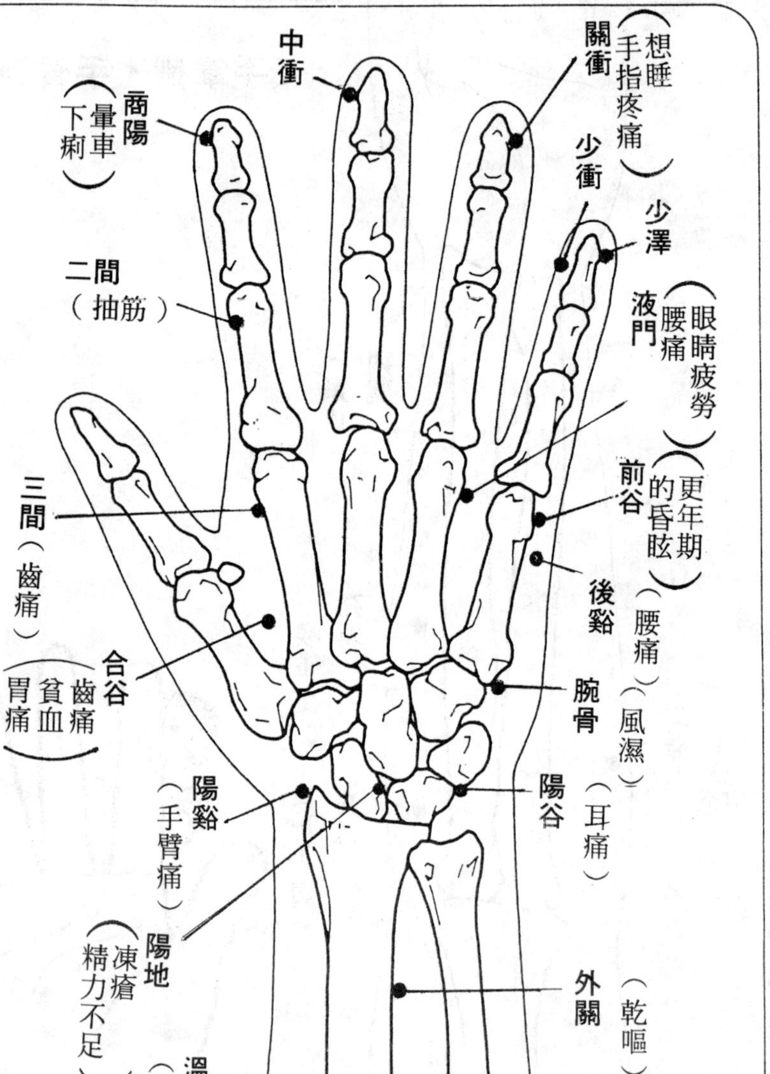
中衝
關衝
（想睡 手指疼痛）
商陽
（暈車 下痢）
少衝
少澤
二間
（抽筋）
液門
（眼睛疲勞 腰痛）
前谷
（更年期的昏眩）
三間
（齒痛）
後谿
（腰痛）
合谷
（齒痛 貧血 胃痛）
腕骨
（風濕）
陽谿
（手臂痛）
陽谷
（耳痛）
陽地
（凍瘡 精力不足）
外關
（乾嘔）
溫溜
（大腸粘膜炎）

＜手背＞

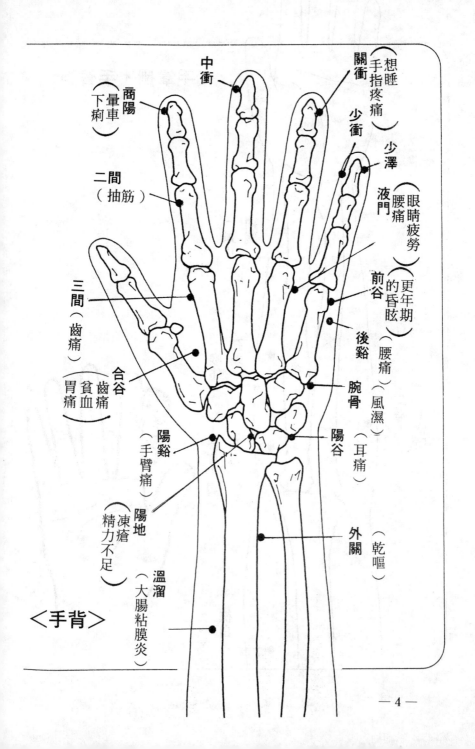

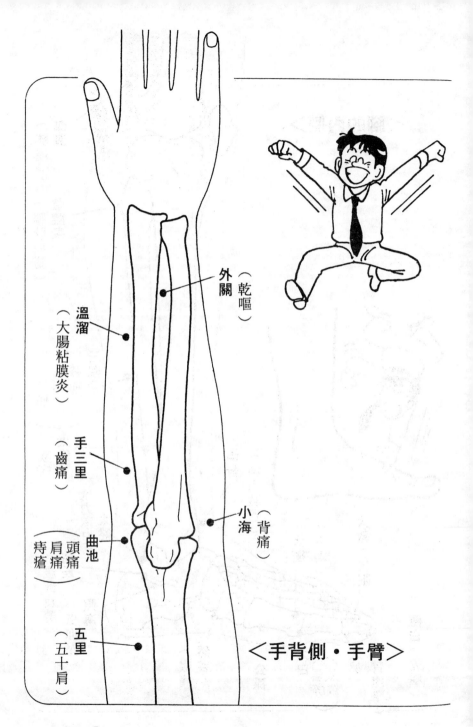

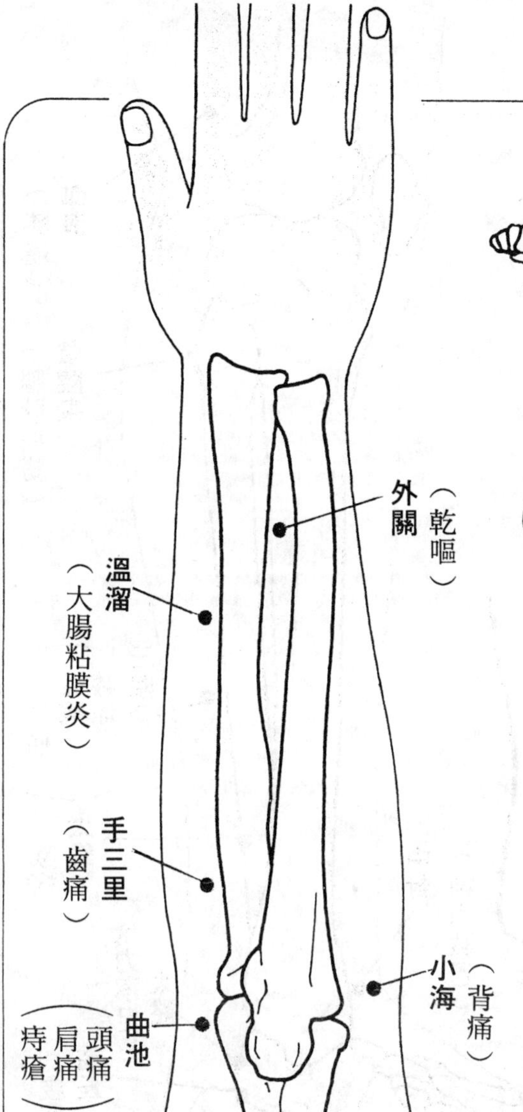

＜手背側・手臂＞

<腳的內側>

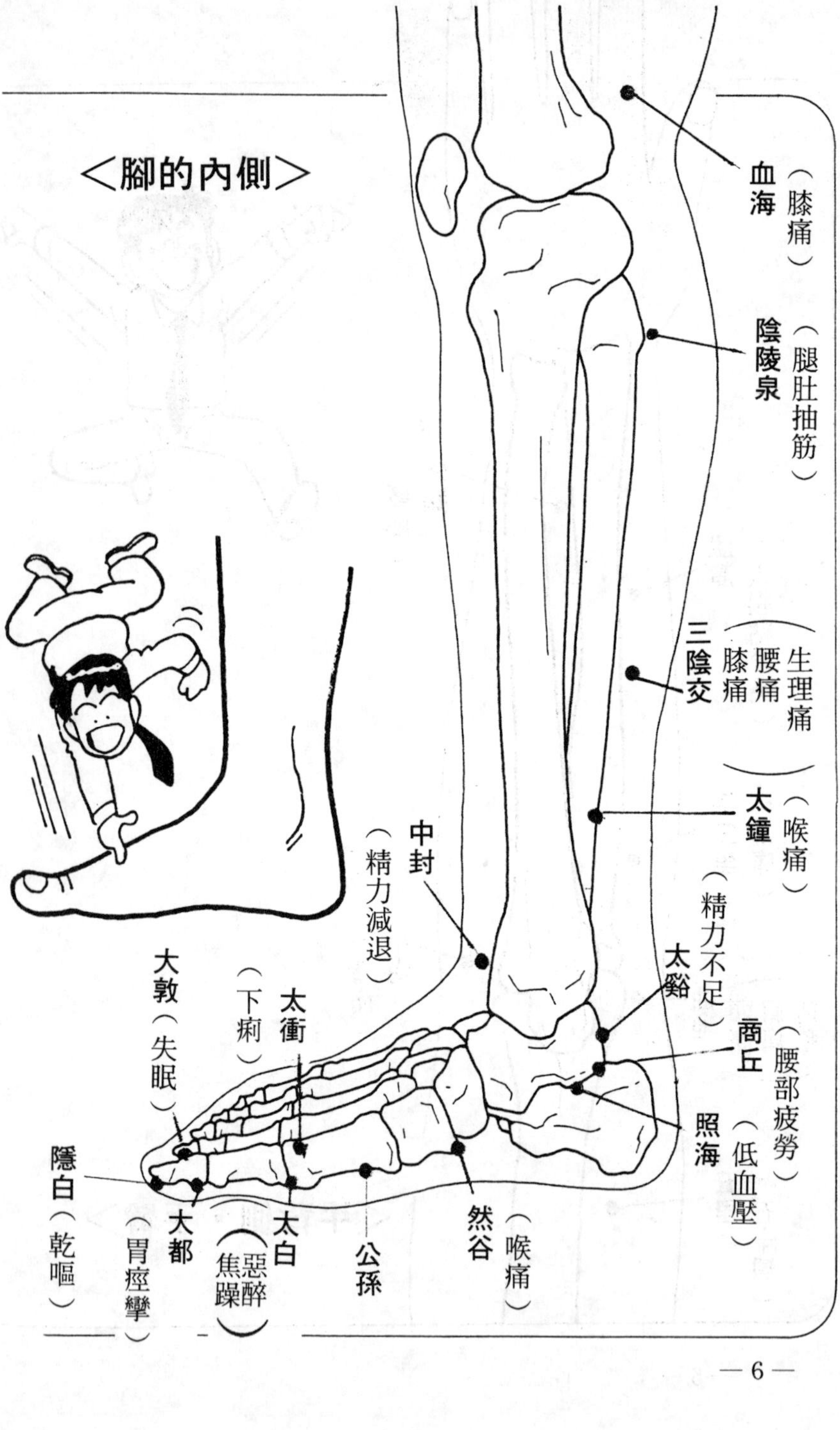

血海（膝痛）
陰陵泉（腿肚抽筋）
三陰交（生理痛 腰痛 膝痛）
太鐘（喉痛）
中封（精力減退）
太谿（精力不足）
商丘（腰部疲勞）
照海（低血壓）
大敦（失眠）
太衝（下痢）
隱白（乾嘔）
大都（胃痙攣）
太白（惡醉 焦躁）
公孫
然谷（喉痛）

<腳的外側>

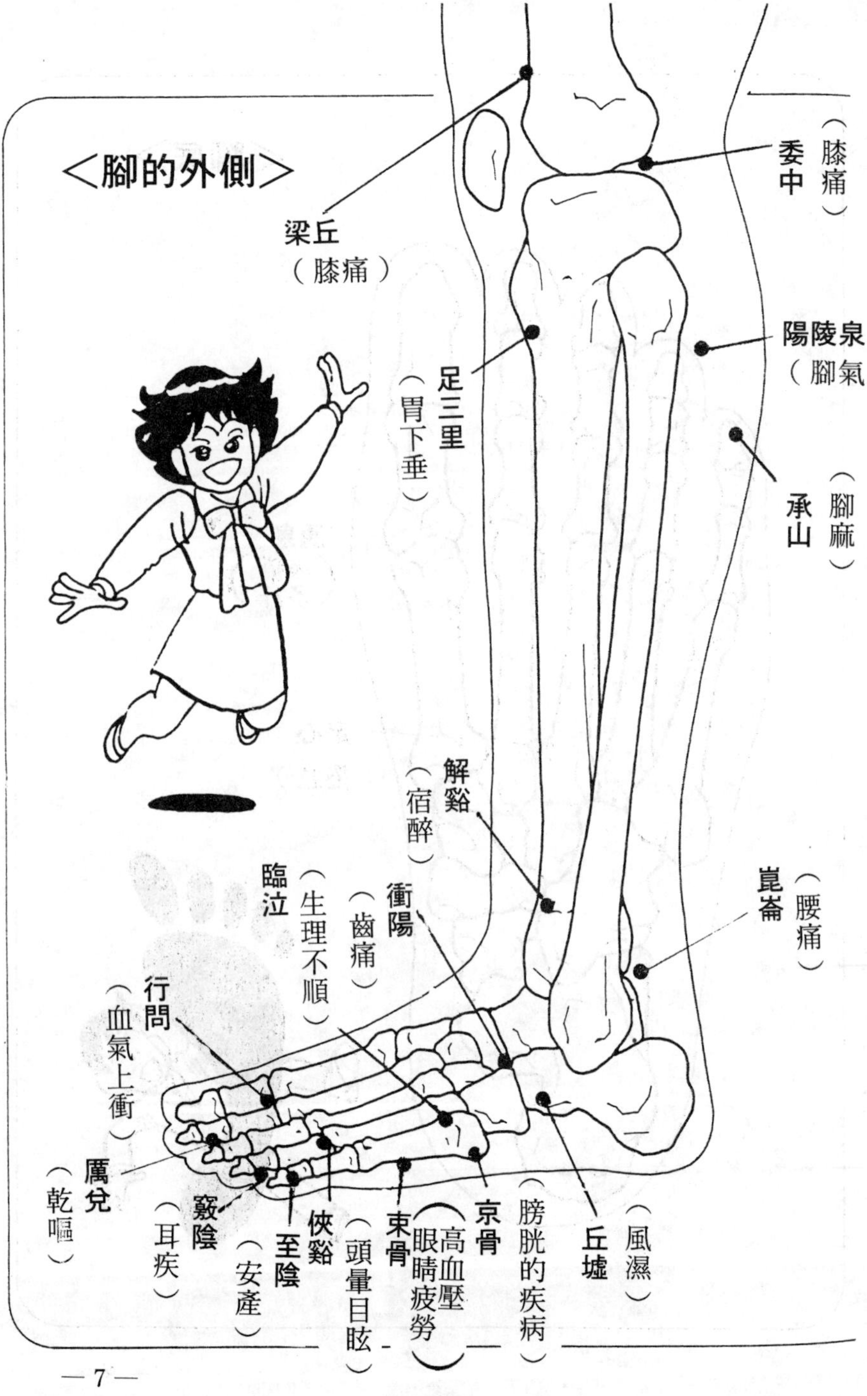
梁丘
（膝痛）
委中
（膝痛）
足三里
（胃下垂）
陽陵泉
（腳氣）
承山
（腳痲）
解谿
（宿醉）
臨泣
（生理不順）
衝陽
（齒痛）
崑崙
（腰痛）
行問
（血氣上衝）
厲兌
（乾嘔）
竅陰
（耳疾）
至陰
（安產）
俠谿
（頭暈目眩）
束骨
（高血壓
眼睛疲勞）
京骨
（膀胱的疾病）
丘墟
（風濕）

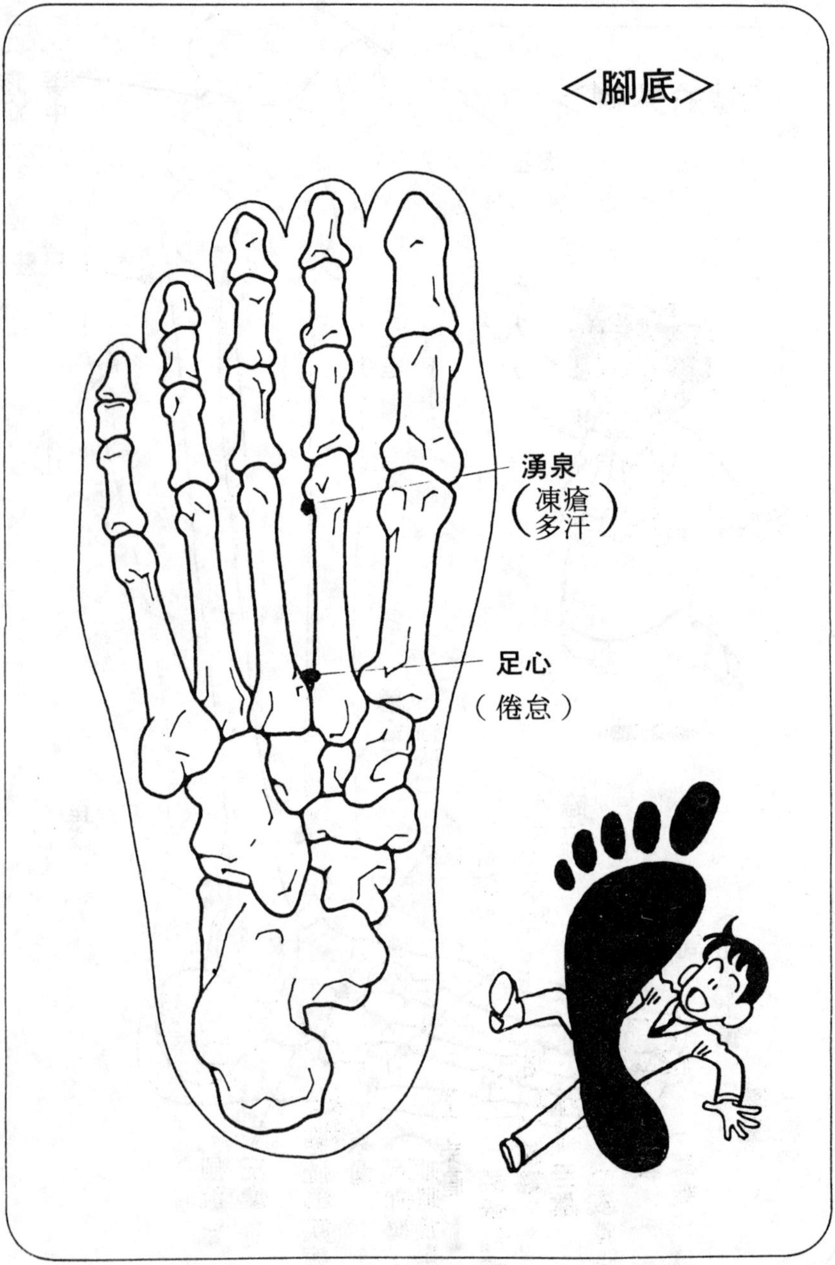
＜腳底＞
湧泉
（凍瘡
多汗）
足心
（倦怠）

前　言

最近，動不動就覺得全身疲倦、慵懶，爬樓梯時呼吸困難——這樣的人不斷地增加。這種不算生病，卻也稱不上是健康的人，我們就管他叫半健康人。

除了肉體的疲勞之外，承受精神壓力較多的現代社會，雖然人們的身體狀況還沒有嚴重到必須求醫的地步，但卻因原因不明的不快症狀而感到煩惱。

這些症狀絕對不可置之不理。原因不明的症狀，是身體所發出來的警告信號。不可因為忙碌或情況不嚴重，就不予理會，否則會導致症狀惡化，成為真正的大病，屆時就後悔莫及了。

當你覺得「啊！沒什麼大不了」的時候，請打開本書。

不僅是原因不明的不快症狀，對於各種疾病，穴道療法都能藉著引出自然治癒力而加以改善。

人類有三六五個穴道，本書特別將焦點集中於手腳的穴道，因為這些穴道都能夠自己一個人進行，同時，可以隨時隨地進行。尤其是手的穴道，不僅在家庭中，在辦公室或於餐廳等人之際，都能夠若無其事地進行按摩。

黑點表示穴道，但這只是大概的位置而已，可經由實際的按壓，找出自己真正的穴道位置。

最重要的，就是要有耐心地實行，才能期待其效果的出現。

目錄

第二章　疼痛時按壓此處

第三章　體調不良時按壓此處

第四章　心情不爽時按壓此處

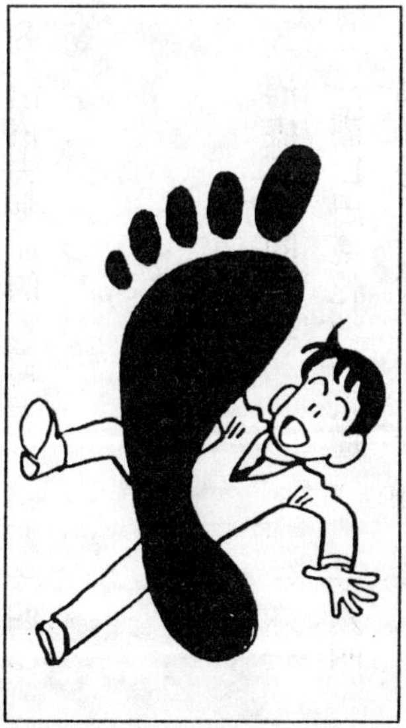

第七章　解除女性的煩惱按壓此處

第一章　爲什麼穴道療法有效

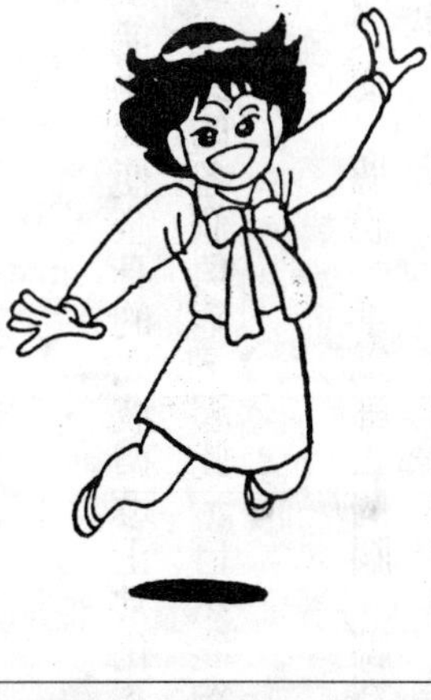

為什麼手腳穴道有效呢？

關於穴道療法的原理，只要考慮到穴道與內臟之間的關連，就很容易了解了。穴道指的是內臟疾病反應於皮膚表面的敏感部位。也就是說，刺激該穴道，就能夠作用於內臟。

根據很多的實例而加以研究後，了解體表與內部病體的關係，這些研究，稱為穴道理論。刺激穴道，就能夠將刺激傳達到脊髓或中樞，而承受刺激的中樞，又能夠將刺激傳達到前方的末梢神經，亦即是指尖。

反過來說，活動指尖，通過氣血經絡，刺激各點，就能夠促使全身的血液循環正常化。換言之，血液循環順暢，頭腦迅速運轉，血液能夠送達到全身的各個角落，因此，自然能夠紓解壓力，並且強化內臟，防止老化，保持年輕。

只要看本書的插圖就可以知道，人類的手腳有很多的穴道。據說「手爲第二個腦，腳為第二個心臟」，原因就在於此。下意識活動手腳的人，就算上了年紀，也能夠得到健康，不會罹患痴呆症。藉著活動手腳，就能給予集中於此的穴道適度的刺激，這個刺激通過經絡，

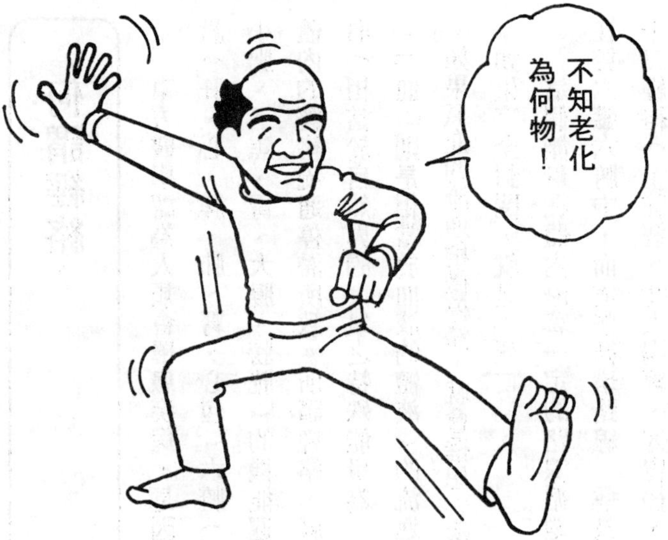

就能傳達到大腦及心臟。

拜經絡之賜，對於身體的所有症狀而言，手腳的穴道都有效。穴道並不是零散分布，而是存在於經絡這種氣血（相當於自然界的大氣之特殊能量為「氣」、「血」則相當於血液的體液）通道的各個要站上。

經絡遍佈於全身各處，通達角落，其出發點是指尖。因此，就算是與手腳無關的部分出現症狀，手腳穴道法亦可奏效。雖然並不是直接刺激生病的部分，但是，藉著手腳穴道刺激通過患部的經絡，就能夠提升身體的自然治癒力。

如果要在日常生活之中納入手腳刺激，則不能只是按壓這些穴道，要組合各種的運動，刺激穴道附近一帶，這是很重要的。

何謂經絡？

東方醫學認為人類會罹患疾病，是因為六臟（肝、心、脾、肺、腎、心包）六腑（膽、小腸、三焦、胃、大腸、膀胱）的機能遲鈍，體內的經絡流通停滯所致。所謂經絡，就是氣血（相當於自然界的大氣之特殊能量為「氣」。「血」則是相當於血液的體液）的流通道路。如果氣血的流通稍微停滯，就會罹患「疾病」；如果完全封閉，就是「死亡」。

這個能量在體內沿著一定的路線循環，存在於六臟六腑中，而這些循環路線，稱為正經十二經絡（①肺經、②大腸經、③胃經、④脾

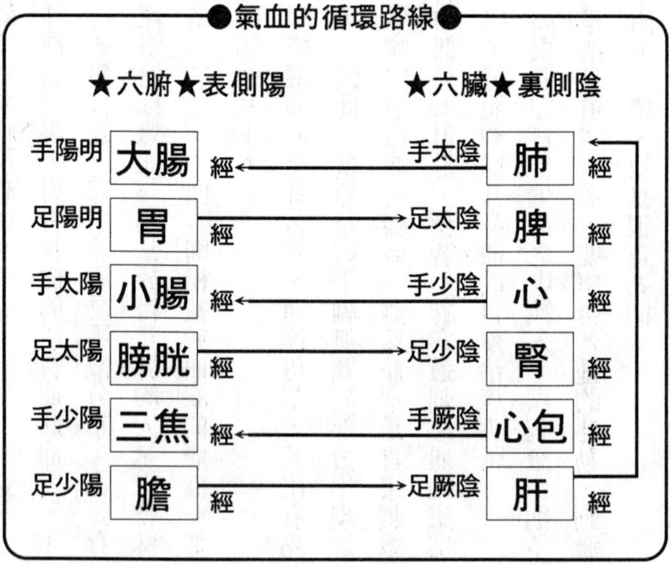

經、⑤心經、⑥小腸經、⑦膀胱經、⑧腎經、⑨心包經、⑩三焦經、⑪膽經、⑫肝經）。除此之外，還有「督脈」與「任脈」兩條，加在一起，通常稱為「十四經脈」。

何謂穴道（經穴）？

東方醫學認為引起各種疾病的原因，在於經絡生命能量的通道（氣血）出現「瘀血」的現象所致。簡言之，容易形成「瘀血」的部位，稱為經穴，亦即穴道。穴道療法就是刺激穴道，使停滯的血液能暢流而治療疾病。這個穴道，在體內共有三六五個。

不過，一般人不易發現這個穴道。穴道位置因人而異，有微妙的差異。只有熟練的職業人士，才能確實找出穴道進行治療，與不懂得箇中技巧的人之間，還是有天壤之別。

本書為每位介紹手腳的各種運動及多點刺激法。

所謂多點刺激法，即是利用高爾夫球或核桃等物，對穴道周圍整體進行按摩。不需要什麼特別的技術，任何人都能夠輕鬆地進行，同時，由於直接對穴道的刺激較少，因此，對於高齡者或小孩而言；反而更為安全。

手的刺激具有何種效果？

東方醫學的根幹之一，即為經絡及穴道。這個想法來自於三千年前中國的黃河流域。從經驗中加以建立體系的，是三皇五帝中的一人，亦即黃帝軒轅。後來，人們逐漸了解在我們的體內有稱為經絡的十二經，八奇脈、十五絡，氣血在其內外運行，保持正常的健康狀態。而經由長時間的經驗證明，隸屬於這些經絡的許多穴道，確實是存在的。

請仔細查看針灸經絡圖，會發現很多的小點都是用一條線連結而畫下來。每個點都有不同的名稱，如果能夠確實找出這些點，就能夠得到療效。但是，沒有一些直覺力或訓練的話，則很難掌握穴道的位置。有時正確的穴道位置會因人而異，有些許的差別。相信也只有實行穴道療法的人，才能夠了解箇中的巧妙。如果指尖無法按壓穴道，當然，經絡的作用也難以發揮。

因此，本書為各位介紹一般人都能明白且能立即實行，同時，也具有即效性的方法，將中國的傳統應用於現代，不只是按壓古典的穴道或經絡，而是任何人都能隨時隨地進行的運動。另外，也介紹「穴道的新刺激法」，這即是利用核桃的方法。用手掌不停地轉動兩個核桃，能夠通過手掌側的肺經、心包經、心經，使得存在於本系列的少商、魚際、勞宮、少府、神門等經穴受到刺激，促進指尖的血液循環，由於新的氣血能夠送達到全身各處，故能夠擁有健康蓬勃的健康體。

這個核桃刺激法，稱為多點刺激法。

如前所述，利用核桃運動刺激手掌，同時也能夠一併刺激通過手背側的大腸經、三焦經、小腸經，及存在於本系列的商陽、二間、三間、合谷、關衝、液門、中渚、陽池、少澤、前谷、後谿、陽谷等穴道。

多點刺激法與以往的指壓只按壓一點的方法相比，能夠一次刺激多點，因此，對於經絡的刺激，也能產生強力的作用，消除全身疲勞，增強精力，預防痴呆，而且對於肩痛、感冒的預防等，卻具有卓著的效果。

人生並非活得久就是幸福，要活得開朗、健康、擁有充實的人生，才是真正的長壽。不需要仰賴藥物來獲得健康，只要長時間持續實行穴道療法，每天過得健康快樂，其本身就是一種醫療的效果。

腳的刺激具有何種效果？

東方醫學將「腳底」視為是「第二個心臟」，這是事實。全身的經絡作用於陰陽，而腳聚集著隸屬於全身的穴道。因為其距離心臟最遠，所以全身的疲勞，最早於腳部出現。因此，鍛鍊腳部能夠防止老化，也是維持健康的重點。

請看針灸經絡圖，在腳背側有脾經、肝經、胃經、膽經通過，而隸屬於這些經絡的隱白、太敦、行間、太衝、中封、厲兌、陷谷、衝陽、解谿、竅陰、俠谿、臨泣、丘墟等穴道，都在其中。另一方面，我們平日較容易忽略到的腳底，有脾經、腎經、膀胱經通過，並有隸屬於這些經絡的太都、太白、公孫、湧泉、然谷、束骨、京骨等穴道在此。而使用核桃進行多點刺激，對於精力減退，寒冷症、食慾不振、倦怠、肩痛、高血壓等，效果彰顯。

東方醫學認為「頭為天，腳為地」，利用陰陽經絡的流通，使天地合為一體。因此，罹患痔疾時，對頭頂（從兩邊耳端拉出的線交會於頭部中央的位置）的百會穴進行灸治。這是經由中國三千年的經驗而發現的方法，十分有效，至今依然實行。其原因就是督脈，屬於「

奇經八脈」中的經絡通過此處之故。也就是說，給予頭部刺激，能夠直接成為對於腳部的刺激（這時情形為痔疾）。

此外，歐美人在腳部疲勞時，會脫下鞋子赤腳走路，藉以消除疲勞。而日本人在以前經常走東海道的時代，每當到達客棧後，就會脫下草鞋，光腳行走於泥土地之間；或是用手指按壓腳底心，去除腳部的疲勞。經由這種腳底刺激的輕微運動，就能使腳的肌肉適度收縮或放鬆，促使氣血的能量送到心臟的功能變得順暢。如果要更積極的對付腳部的疲勞，那就是用腳底踩粗大的木棒或啤酒瓶。抑或是使用孟宗竹，亦即踩青竹的方法。這個運動，在東方醫學視為是刺激腳底穴道的療法。

踩青竹的方法，能夠給予湧泉，裡內庭重點的刺激。如果用核桃進行腳底的多點刺激法，則核桃借助手的力量，其效果能夠到達太都、太白、束骨、京骨及腳背側的行間、太衝、中封、陷谷、衝陽、解谿、臨泣、丘墟，而進入肝經、胃經、膽經的經絡刺激。因此，能夠湧現活力，使消化器官的活動旺盛，其效果不僅是治療頭痛、肩痛，對於生理不順、精力減退、寒冷症、精神不安、胃灼熱、胃消化不良等毛病都有效。

由此可知，腳的核桃刺激法，不僅是重症患者，任何人也都能夠實行，只會給予身體輕微的刺激而已，這是外行人實行穴道療法的秘訣。

在我們的教室中，也有人將配合自己腳底心高度的小核桃放在鞋底，利用輕微的刺激而克服通勤的痛苦。像這樣，每天若無其事地維持自己的健康，是比任何藥物都更好的方法。

正確的穴道療法

●找出正確的穴道

穴道療法最重要的，即是要找出正確的穴道，這種方法，稱為取穴。對於患者，一定要找出確實有效的穴道。

一般人很難發現正確的穴道位置，以下為各位介紹大致的標準。

首先，仔細觀察皮膚的狀態，穴道的部分沒有光澤，略微發紅或腫脹，觸摸時，感覺疼痛，用手指撫摸或掐捏其周圍時，會出現疼痛或輕微的不快感。

此外，用力按壓，會產生反應的位置，即是穴道。例如，感覺酸痛或有硬塊，或觸摸時

●核桃運動●

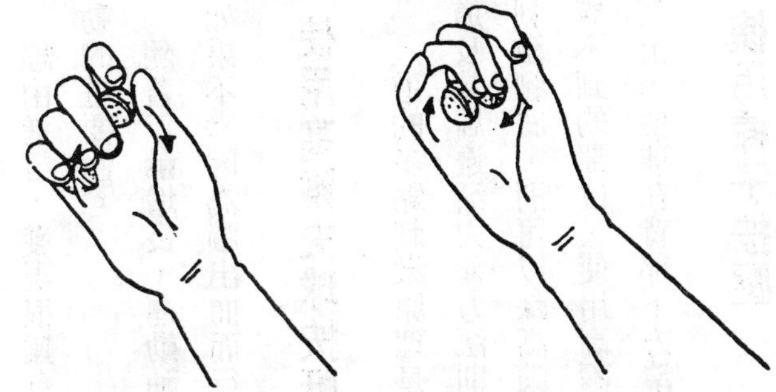

1 儘量利用指尖使手中的核桃旋轉。集中於正中央的核桃，只用指尖將其朝左右分離。

2 左右分離的核桃，用小指、無名指、拇指、食指緊緊握住，再使其回到中央。2個核桃經常朝拇指的方向旋轉。

，覺得刺痛的部位，即為穴道的部位。請參考本書前面所畫的人體標準圖，確認自己的穴道。

●使用核桃按壓

任何人都能夠輕易進行的穴道療法，即是使用核桃的方法，將核桃貼於患部，不停地滾動即可。

另外，平時手中轉動核桃，也可以防止老化，對於腦中風、高血壓也有效。

這是因為利用手指運動的作用，以及刺激手掌、指尖的穴道，能夠產生鎮定高亢神經的作用，而使心情得以平靜。

首先，準備兩個核桃，一個放在拇指側，另一個放在小指側，然後，將核桃置於手中轉動。

經由進行，發現很難有節奏地實行。這是因為原本要經常鍛鍊的手指，已經忽略了經常運動的重要性。

隨著年齡增長，運動神經和手指肌肉的力量都會變得孱弱。因此，老年人需要勤於練習，如果不幸因為腦出血而行動變得不自由，也可以藉著這種指尖的運動做為一種復健運動。

●使用高爾夫球按壓

穴道的多點刺激原理是使用核桃，而使用高爾夫球亦可。使用高爾夫球的刺激，能給予穴道及其周邊活力。方法則是用高爾夫球輕輕按壓穴道的周圍，不斷轉動，給予刺激。如果要刺激腳底，則可以踩高爾夫球來進行按摩。背部或腰部等，除了手腳的穴道之外，自已的手搆不到的部位，使用高爾夫球比使用核桃更為方便。在襪子內放四～六個高爾夫球，仰躺於其上，使球在背部下方滾動，產生刺激。

●使用棒子按壓

●棒子運動●

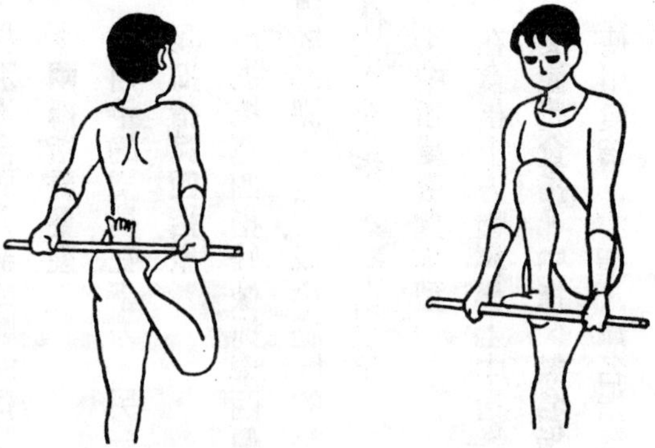

棒子抵住腳背並朝臀部壓（各10次）。

從前方用腳抵住棒子，好像將膝蓋壓向胸口似的，用力向上壓（各10次）。

棒子可以使用高爾夫球棒或傘、拖把柄等身邊之物。使用棒子的刺激，特別適合腳底刺激。踩高爾夫球亦可，用棒子咚咚很有節奏地敲打，能夠使血壓下降，且對於失眠也有效。除了敲打之外，也可以嘗試滾動棒子的摩擦運動。一次可以產生廣大範圍的刺激，促進血液循環，使全身的機能正常化。

●使用手指按壓

[1] 使用拇指型

①使用一根拇指按壓型

這是指壓的基本技巧。剩下的四指，則好像支撐拇指似的，垂直地加諸力量。

②使用雙手拇指型

尤其要特別用力的時候，用雙手的拇指加諸力量。這時，兩拇指的尖端宜併攏。這個方法，特別適合於背部或腳的指壓。

③兩拇指重疊型

慣用手的拇指在下方，另一隻拇指重疊於其上。主要對象為整個腳及腳底等。

④拇指與四指型

用拇指與四指好像抓東西似的按壓之方法。秘訣在於先伸展指尖，再柔軟地抓起。經常使用於頸側、後方或小腿肚的指壓。

2 使用食指、中指型

①中指重疊食指型

在食指上方輕輕疊上中指進行按壓。適合狹窄場所的指壓。

②使用食指、中指、無名指型

使用食指、中指、無名指三指的指紋部，將壓力集中於一點。經常使用於頭、臉、頸、胸的指壓。

3 使用整個手掌型

①使用單手的手掌型

使用慣用手，靜靜地給予刺激。適合胸或腹部等必須要用力按壓的部分。

②單手產生振動型

手掌抵住皮膚，手肘用力振動。能夠刺激血液或淋巴腺，給予內臟活力。使用於腹部或背部，十分有效。

③使用雙手手掌型

雙手手掌重疊，按壓或旋轉按壓。可使用於背部，腹部、眼、頸等部位。

以上是主要的手指使用法。此外，在進入指壓之前，需要修剪指甲，剪成圓形。如果用尖的指甲進行指壓，會帶來意想不到的傷害。

指壓時，最有效果的刺激，就是加諸垂直力，如果能在一定的時間內持續這種刺激，就會出現有效的反應。

所謂的用力按壓，就是與身體表面呈垂直狀態，持續按壓到雖然略感疼痛，卻覺得很舒服的程度為止。

仔細觀察自己的手腳

請仔細觀察自己的手和腳底。健康的皮膚，整體呈現美麗的粉紅色，並且富於光澤。你的情況為何呢?會不會覺得有些泛黑，皮膚色澤不均勻呢?

然後，再請你按壓手與腳底。按壓哪些部位，會讓你出現疼痛感呢?手或腳底是表示身體健康狀態的指標。仔細加以觀察，就能夠知道自己身體不適的部分。看圖後，各位即可了解，手腳與身體所有的器官有關。

也就是說，手或腳底的某個部分，如果出現異常，則請注意圖中所列舉的內臟器官。不只是「疼痛」，例如「酸痛」、「顏色」、「皮膚的彈力」、「肌肉的情形」等，以及用力按壓時，會不會產生輕微的噁心感?是否有唾液出現?這些反應都要仔細觀察。

平時就要養成細心觀察的習慣，連細微的變化，也能夠察覺。

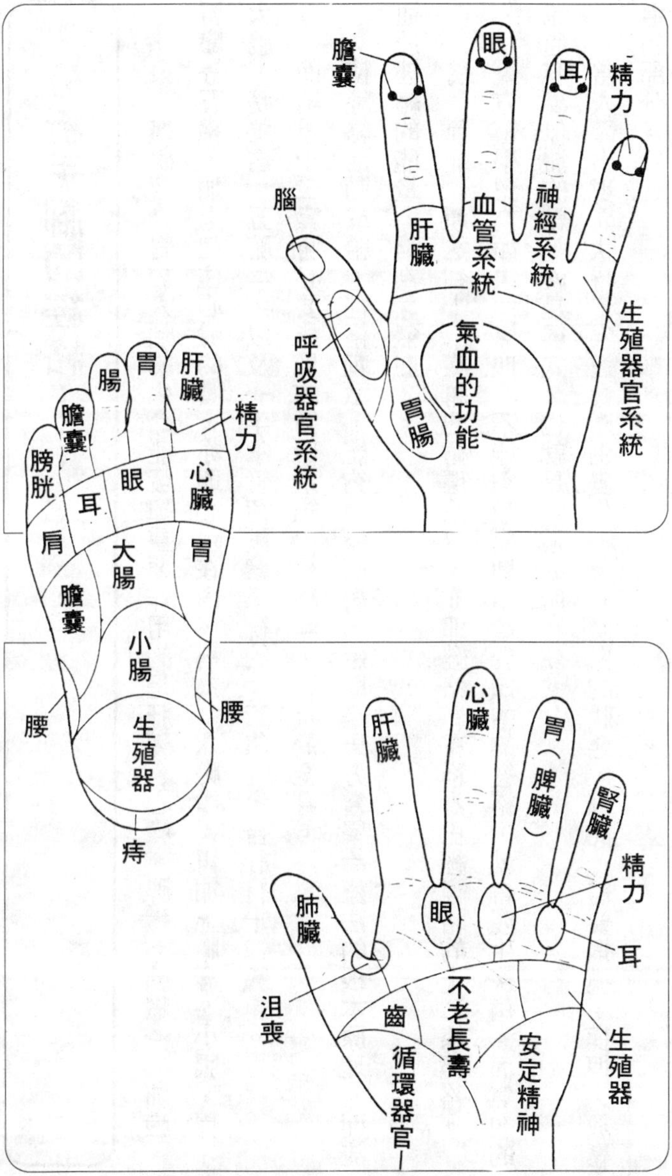
膽囊
眼
耳
精力
腦
肝臟
血管系統
神經系統
呼吸器官系統
氣血的功能
胃腸
生殖器官系統
肝臟
胃
腸
膽囊
膀胱
精力
心臟
眼
耳
肩
胃
大腸
膽囊
小腸
腰
腰
生殖器
痔
心臟
肝臟
胃（脾臟）
腎臟
精力
肺臟
眼
耳
沮喪
不老長壽
齒
安定精神
循環器官
生殖器

分析手腳的經絡……

東方醫學認為對於人類的生命能發揮重要作用的是肝臟、心臟、脾臟（胰臟）、肺臟、腎臟等五臟，加上包住心臟的膜，亦即心包在內，稱為「六臟」。再加上膽囊、小腸、胃、大腸、膀胱這「五腑」，以及一手掌管荷爾蒙系統的「三焦」，合計有十二臟腑。

而給予十二臟腑必要能量的循環系統「經絡」，遍及於全身。

使經絡活動或給予經絡刺激，能夠治療疾病，這即是東方醫學治療法的根本原理。而流通於經絡的能量，稱為「氣血」。

將「氣血」運送到十二臟腑的循環系統，亦即經絡，有稱為正經經絡的十二條經絡。

東方醫學認為如果「氣血」不能夠順暢地循環於體內的經絡，就會產生疾病。而氣血的流通容易停滯的點，就是經穴，也就是穴道的所在處。

當人體出現異狀時，穴道會產生變化，形成瘀血的狀態，因此，需要撫摸、揉捏，放鬆這個部分。

這時，要使用指尖或棒子，從指尖到手腕、手肘、腳，給予重點式的刺激，使能量的流通順暢，就能夠預防各種症狀的發生。

東方醫學認為十二正經經絡中，屬於先前六臟的經脈是為陰，屬於六腑之經脈是為陽，其症狀分別稱為陰症、陽症。

其中，出現在身體的前面，亦即腹側的症狀，陽症稱為陽明，陰症則稱為太陰。同樣的，出現在身體側面的症狀，則分別稱為小陽、厥陰。出現在背面的症狀，分別稱為太陽、少陰。同時，在經絡之中，也區分為主要通過手臂循環於臟腑的經絡，以及通過腳部循環於臟腑的經絡，因此，以手的太陰、肺經、腳的陽明、胃經等方式來稱呼，表示經絡通過的場所。

這樣的症狀代表什麼？

十二經絡的任何一條產生疾病時，一定會有症狀出現。現在，依經絡別來為各位整理說明症狀。可與自己的症狀對照，藉此來判斷健康的程度。

呼吸困難、口乾舌燥、手掌發燙、覺得寒冷卻又會出汗、容易感冒、有痰

手太陰・肺經

●位置在拇指指甲生長處的點。從少商開始，主要作用於肺，其中排列十二穴道。當機能減弱時，會引起呼吸器官的毛病。

眼白發黃、流鼻水及鼻血、從肩膀到上臂疼痛、牙痛、便秘、頭皮屑、頭痛、頭昏眼花

手陽明・大腸經

●從食指指甲的根部開始，通過上臂到背骨，再到達肺，朝下繞到大腸。其中有二〇個穴道，調整掌管穴道的機能。

打哈欠、臉色發黑、心情浮動憂鬱、腹脹、多汗、口爛、膝蓋腫脹、食慾不振、暴飲暴食、頭昏眼花

足陽明・胃經

●從腳尖到頭爲止，形成一條長的經絡，穴道數爲四五個。調整頭痛、倦怠、胃等體調不良的症狀。

足太陰・脾經

●從腳拇趾指甲邊內側的陰白開始，繞到脾，到達胸。有二一個穴道，促進消化・吸收的功能。脾臟指的是現代醫學所說的胰藏。

舌根僵硬、吃東西時感覺噁心、出現噯氣、倦怠、黃疸、經常放屁、記憶力減退

手少陰・心經

●小指指甲邊到腋下。是與心臟有關的經絡，有九個穴道。當心臟出現毛病時，喉嚨乾渴，心窩疼痛，眼睛容易出血。

心痛、口乾、眼白泛黃、腋腹疼痛、手掌出汗、突然疲憊乏力

手太陽・小腸經

●從小指到腋下後方，通過肩，進入背骨的第七頸椎附近，共有一九個穴道。

下巴腫脹且臉無法轉動、手臂疼痛、重聽、臉頰腫脹、偏頭痛、耳部周圍疼痛

足太陽・膀胱經

●從腳的小指朝身體的背面往上到頭的長經絡，共有六三個穴道。當膀胱異常時，背、頭部會產生疼痛。

背痛、股關節不易彎曲、腰痛、痔瘡、經常流淚、神經痛、頻尿、尿量減少

足少陰・腎經

食慾不振、咳嗽或吐唾液時摻雜著血、起立性昏眩、口中發燙、下痢、經常躺下、耳鳴、無氣力、壓迫感

●從腳底心的湧泉穴開始，由膝蓋上達到大腿內側，到達尾骨前端，進入腎臟。穴道數為二七。這個經絡是健康的指標，為重要的經絡。

手厥陰・心包經

手指無法伸直、臉色發紅、心臟疼痛、手掌發燙、頭重、失眠、便秘、下痢、心悸、呼吸困難、淺眠

●從手的中指指甲的拇指側開始，通過手掌、前臂內側、腋下，通過乳頭側面，共有九個穴道。心包是實際上並不存在的架空臟器，因認為其能夠幫助心臟作用，保護心臟，而考慮出這種臟器名稱。

手少陽・三焦經

多汗、眼部四周疼痛、臉頰腫脹、耳痛、重汗

●從手的無名指指甲邊的關衝開始，通過手腕、上臂後側進入肩，有二三個穴道。

足少陽・膽經

口苦、經常嘆氣、臉上沒有光澤、偏頭痛、頭暈、惡寒、頭痛、無氣力

●從腳到頭，是很長的經絡，共有四三個穴道。因為是長的經絡，故有廣泛的效用。

足厥陰・肝經

腰痛、下腹腫脹、臉色蒼白、胸口鬱悶、排尿不暢、夜尿症、焦躁、眼睛疲勞

●從腳的拇趾前端伸出，進入肝臟，有一三個穴道。能夠維持人體的機能，是重要的經絡。

督脈

不孕症、背痛、口渴、心臟疼痛

●通過身體的背面之督脈，從頭到臀部，包括貫穿背部正中央正中線的二七個穴道在內。

任脈

常為小病所苦、腹痛、精力不腳、蕁麻疹

●從臉到前頭部，從胸通過腹部正中央到達恥骨，有二四個穴道。

指尖的基本運動

人類的手與腳聚集著許多的穴道，尤其是指尖，存有更多的穴道。持續使用指尖，能夠防止腦的老化。這是因為活動指尖的神經能刺激腦的緣故。只要想想在日常生活中若無其事的動作，各位就能夠了解了。有無數的活動手的方法，但是，如果仔細注意若無其事的手部動作，就會發現手的動作有時候並不靈活。

一般人要找尋穴道並不容易。如果對於集中穴道的指尖，組合各種的運動，則即使無法給予一點穴道刺激，也能夠刺激穴道附近一帶，這是任何人都能夠輕易做到的。先進行手指體操，再為各位介紹從次章開始的具體的穴道治療效果。

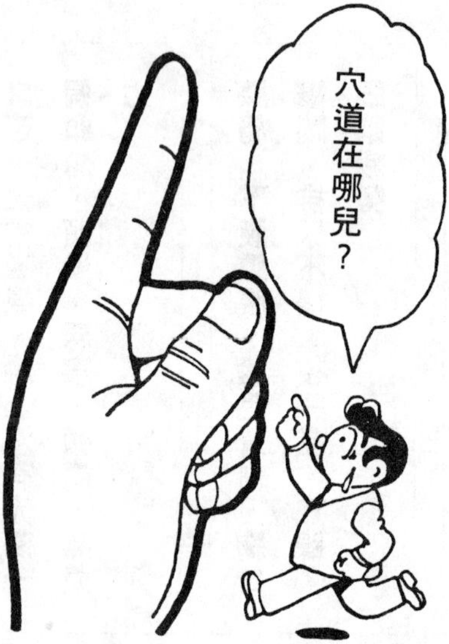

●從手指的準備運動開始●

Warm Up !

在進行穴道治療前，先做輕微的手指準備運動。方法簡單，可以隨時隨地進行。對於忙碌的人而言，只要每天持續這個動作，就獲益匪淺。尤其具有鎮定神經的作用，能提昇腦的功能。

1

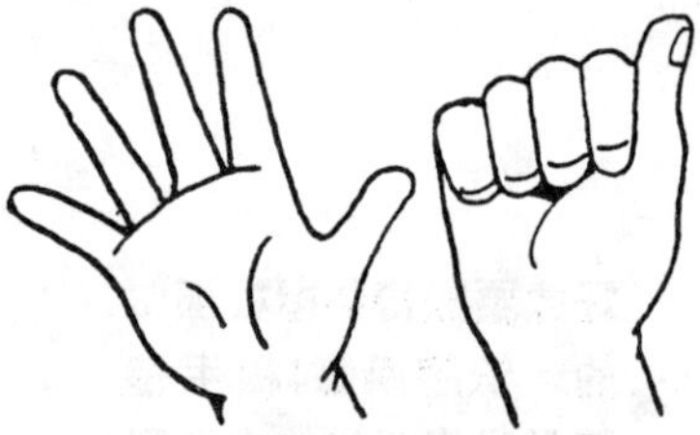

用力張開　　用力握緊

深深地吸氣，一邊吐氣，一邊握住，雙手各重複５次。

2

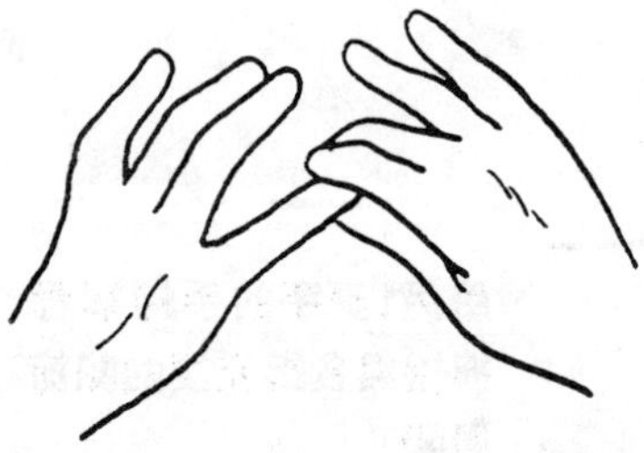

用另１隻手的拇指和食指，揉捏每１根指頭（各指為10秒）

3

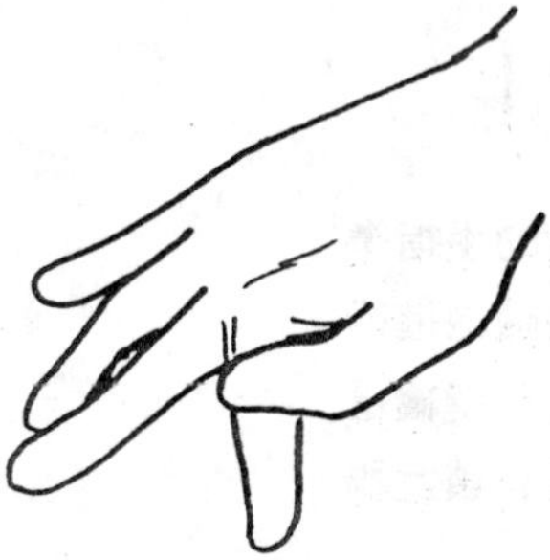

用拇指彎曲各指的根部。秘訣在於按壓到感覺舒服為止。

4

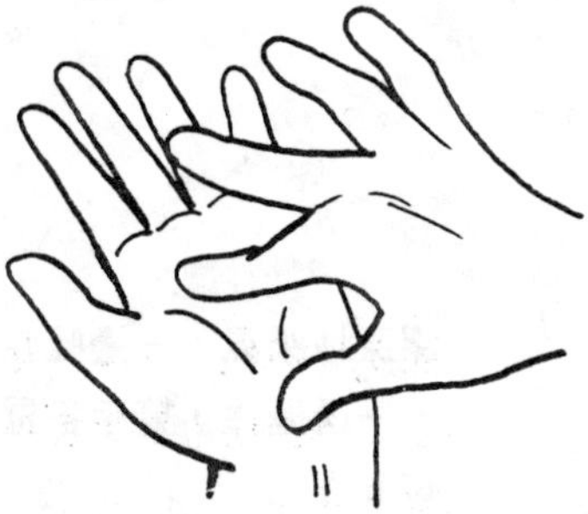

好像要翻轉各指根部似的，依序用每1根手指按壓另隻手掌的中央附近。

5

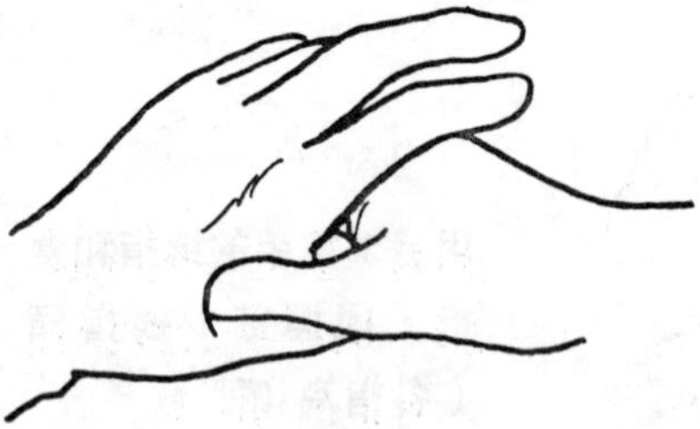

用另1隻手的手指揉捏拇指與食指交接的關節周圍。

6

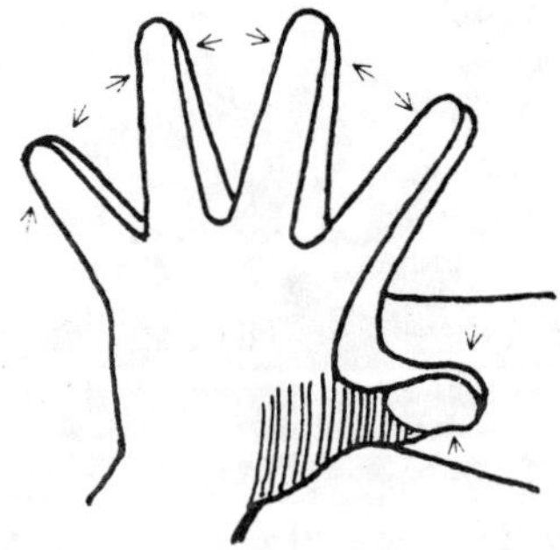

雙手手指併攏，深深吸氣，一邊吐氣，一邊用力按壓。

7

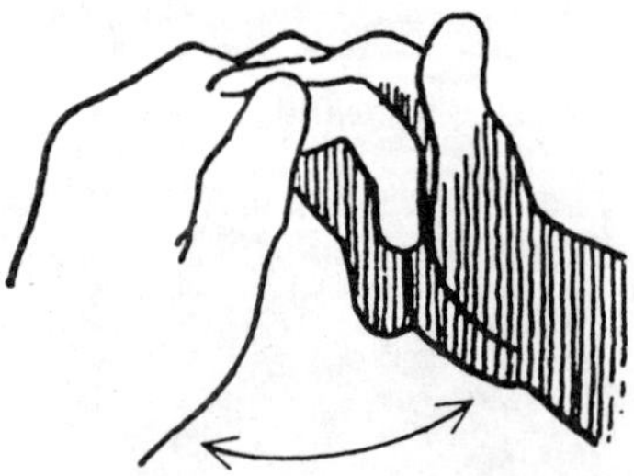

手背朝上，雙手手指纏繞在一起，將雙手手掌合攏、張開。

8

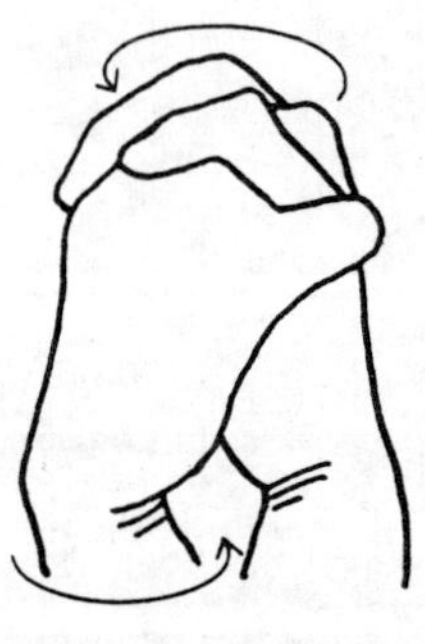

雙手交疊，轉動手腕，旋轉方向不限（20次）。

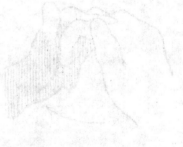

第二章

疼痛時按壓此處

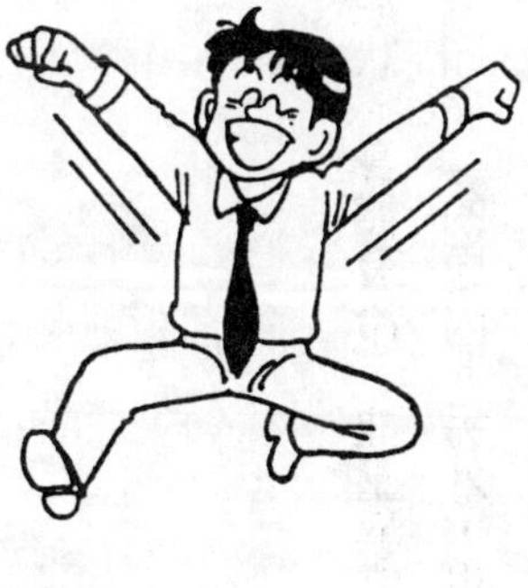

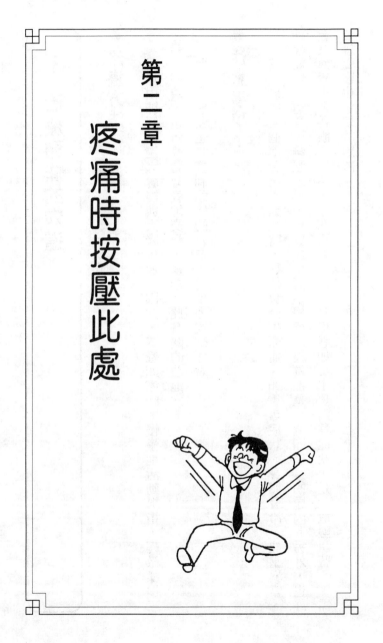

1 治療頭痛的穴道

●治療方法

拇指由肺經通過大腸經與大腦相連。因此，感覺頭痛時，慢慢地活動拇指，輕微揉捏三分鐘。同時，也將雙臂輕輕地交疊，揉捏與此有關的曲池穴。

此外，解谿也是抑制頭痛的穴道，可用力按壓此處。

●注意事項

當人體的某個部分出現異狀時，往往會產生頭痛、頭重等症狀。身體發冷、血壓異常、神經疲勞、宿醉、睡眠不足、感冒或生活不規律、經常都是「偏頭痛」的原因。另外，也許會突然覺得頭昏眼花，不可等閒視之。高血壓患者如果出現這種症狀，是「危險訊號」，需要接受醫生適切的處置。

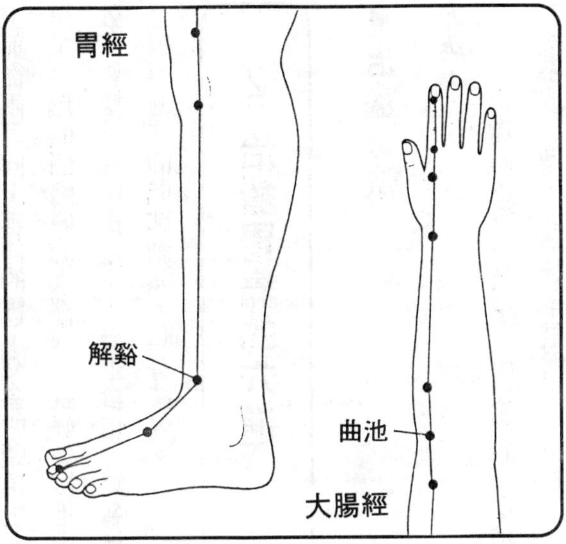

由此可知，頭痛是身體所發出的警告訊號，一定要追究其因。

●有效的方法

治療頭痛的穴道，在由鼻子向上延伸的線

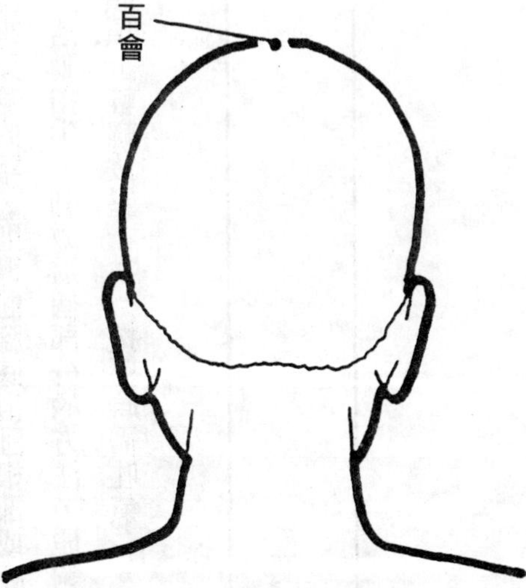

上與從兩耳向上延伸的線上交會的頭頂上。以天線來比喻的話，則彎曲腳底拇趾根部或腳趾呈ㄟ字形的凹陷處的大都穴，就好像接地線一般。活動指尖，刺激這個部分的方法，能夠奏效。以雙手的中指為主，疊上食指、無名指，在頭頂上輕輕按壓十次（按壓時需吐氣）。這是對百會穴的頭部刺激，具有特效。

2 治療胃痛的穴道

●治療方法

方法1

以食指的各穴道為主，用反側的手指輕輕揉捏。用核桃抵住拇指與食指根部的穴道，輕輕按壓或旋轉，能使效果倍增。

方法2

用核桃抵住膝外側五、六公分上方的梁丘，輕輕按壓或旋轉，具有調整消化器官機能的效果。早晚各持續實行三分鐘。

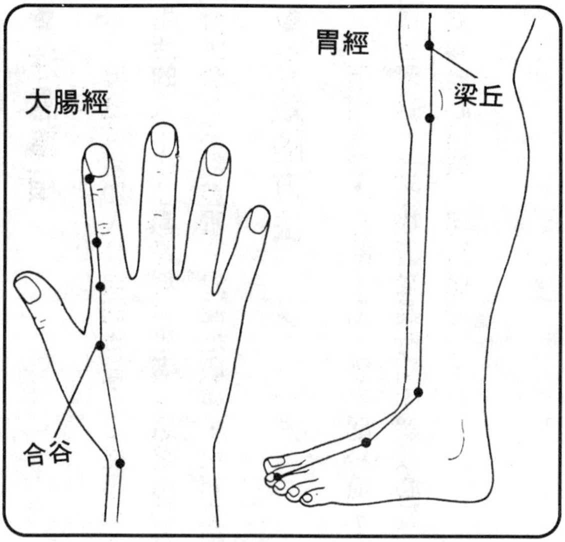

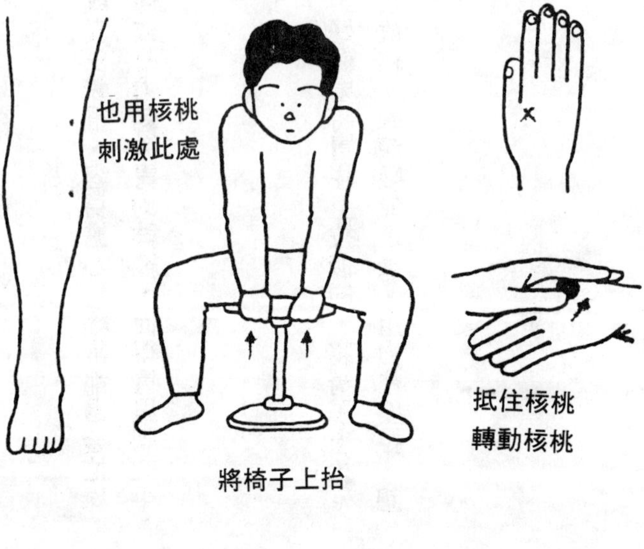

●注意事項

昇遷或新加入公司的職員……從事新工作的人或責任較重、容易擔心、經常都過著忙碌生活的人，往往都是胃病患者。這是由於精神的煩惱或壓力刺激胃的神經，使得胃周圍的平滑肌層（不隨意肌）急遽地收縮，引起痙攣所致。

●有效的方法

張開雙腳坐在椅子上，雙手置於椅子上，然後，好像要將胃往上拉似的，將椅子上抬。這個運動，也意味著從長時間中解放心靈。能夠自我放鬆。深深吸氣之後，用力往上拉，想要轉換心情時，可以這麼做。

3 治療手臂疼痛的穴道

●治療方法

首先，好像要用左手拇指的指腹，按壓右手肘彎曲處的拇指側屬於大腸經的曲池穴似的，手臂貼合。右手從內側以手指輕輕按壓左手肘。然後，口中慢慢地吐氣，整個手臂往右後上方甩，用力按壓曲池穴。這時，臉要朝與手臂上甩的方向相反側的方向轉。左右交互，重複進行十次（五分鐘）。

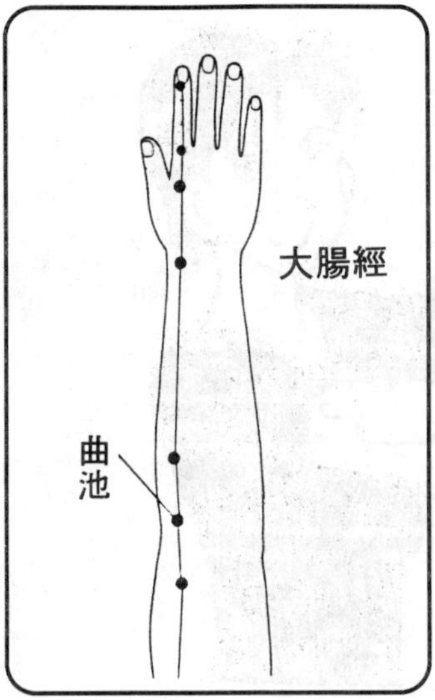

●注意事項

到了中年之後，構成肩關節的肌肉或肌腱，由於軟部組織稍微退化，而失去彈力，會出

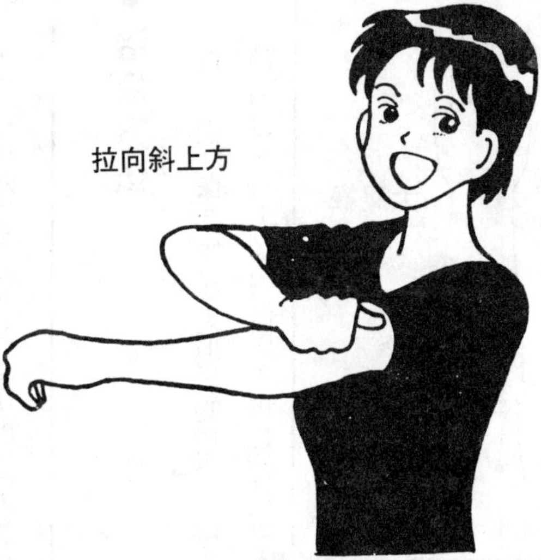

現疼痛。其症狀是，手臂上抬時，會感覺疼痛，或是轉動門把時，手肘關節疼痛等等，各有不同。這些都是因為後脖頸或肩膀酸痛而造成的症狀。以腱鞘炎或神經痛的症狀表現出來。

這時，東方醫學所採取的方法，則是由未出現症狀的那一側之手臂開始活動，如此就能促使身體復原。

●有效的方法

首先，利用一隻手將另一隻手臂的手肘略微上抬，往斜上方拉（二十秒）。其次，左右手互換，以同樣的方式往上拉。伸展肩膀或頸部的肌肉，同時，刺激背部或上臂的肌肉，使上身的血液循環良好，去除肩痛或手臂的疼痛。

4 治療牙痛的穴道

●治療方法

通過手背側的大腸經絡中，以相反側的食指指腹用力按壓在食指根部的三間穴，同時，用拇指揉捏合谷穴。這些都是具有即效性的止痛穴道。

用左手的食指與中指按壓右手臂的「手三里」，使用右手的拇指揉捏左手的「手三里」。好像手臂貼合的型態一般。各實行一分鐘，中間略作休息，重複進行三次。

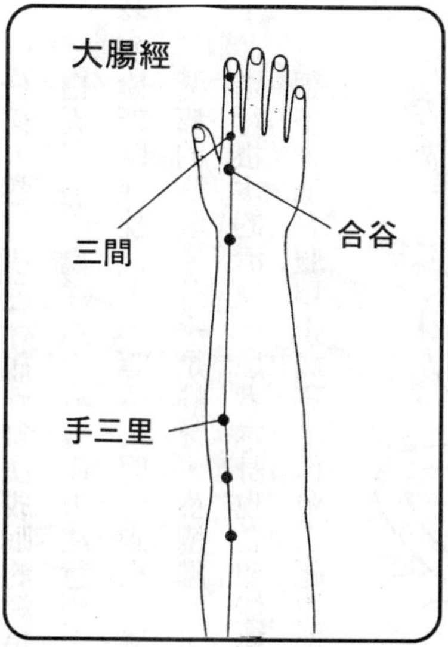

●注意事項

任何人都有夜晚牙痛到無法成眠的經驗。

白天可能因為注意力分散而未注意到這個問題，可是，到了晚上，會因為牙痛而清醒，整個臉頰貼在枕頭上，等待黎明的到來。雖然不是小孩，也會因為難耐疼痛而哭泣。

牙痛的原因不外乎是蛀牙，齒槽膿漏，齒根膜炎所致。當然，需要接受專門醫生的檢查，並進行根本的治療。患者本身也希望能夠趕快止痛。

很多人都會服用止痛劑，但會引起胃部受損的副作用，因此，最好不要使用。不妨利用手的穴道療法來止痛。

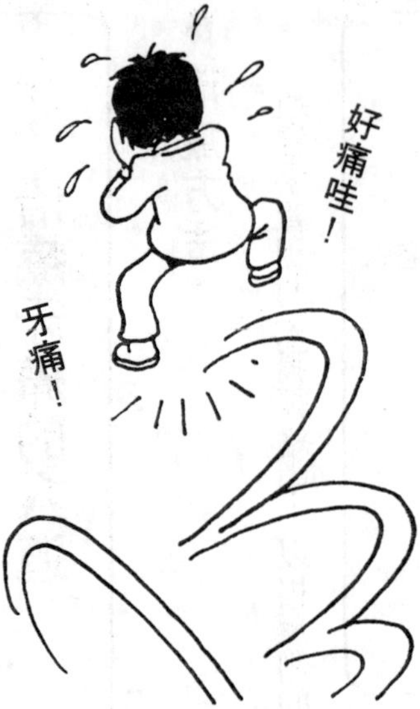

此外，容易為人忽略的是，肩膀酸痛的原因所引起的疼痛。我的一名學生在牙齒沒有異常的情況下，卻因為牙痛而感到困擾。仔細詢問，發現有劇烈的肩痛症狀，一旦忙碌時，牙齦浮腫，牙齒疼痛。

這時，當務之急，乃是治療肩膀酸痛；同時，也要按壓穴道來止痛。

●有效的方法

上牙疼痛時，用食指指腹按壓從耳朵到鼻翼，將口打開三公分時會隆起的下關。

下牙的疼痛，則必須用食指指腹按壓在嘴唇一端斜下方下顎骨凹陷處的大迎穴，具有止痛的效果。

5　治療喉痛的穴道

●治療方法

方法1　感覺喉痛時，首先，依太淵、孔最、尺澤的順序，以另一邊的拇指用力按壓。尤其太淵，更是治療喉痛的有名穴道。

這些都是屬於肺經的穴道，由胸通至肺，對於因感冒而引起的喉痛十分有效。

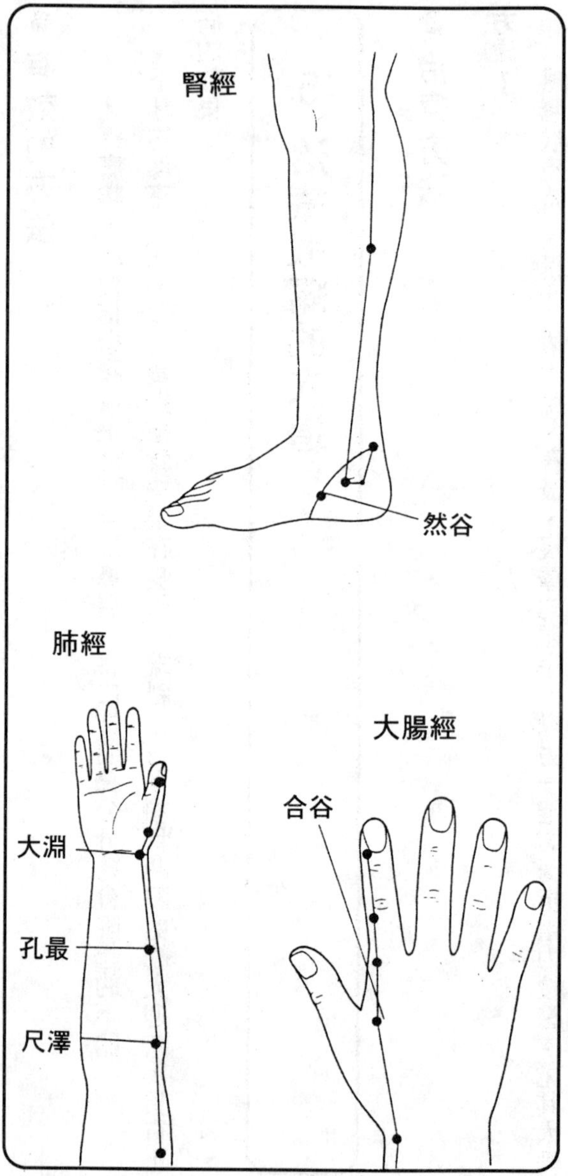

方法 2

合谷穴對喉痛也頗為有效。合谷穴所在的大腸經，通過喉嚨、鼻子，對於扁桃腺或伴隨

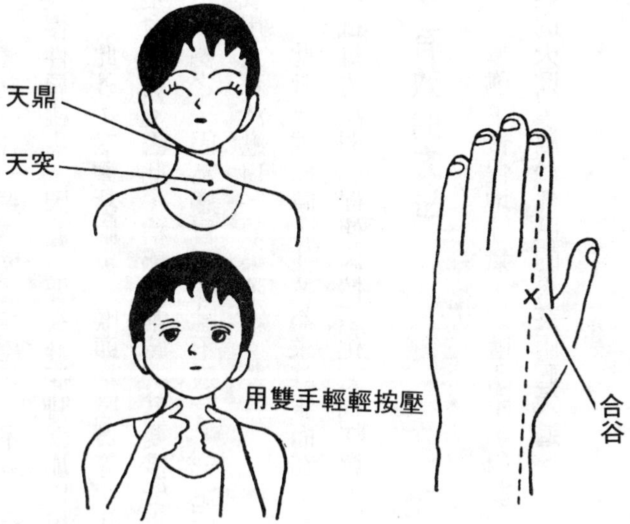

噁心、下痢的感冒，十分有效。

同時，喉嚨較弱的人，以經絡而言，腎經過敏，內臟易受侵襲，故要一併按壓腳的然谷穴。

●注意事項

感冒的症狀之一，即是喉痛。輕度症狀，乃是在吞嚥唾液時會感覺疼痛，繼而在吞嚥食物或說話時，都會出現疼痛感。

這時，請張大嘴巴照鏡子，將會發現喉嚨深處兩側壁紅腫。即稱為口蓋扁桃炎的症狀。原因是由於罹患感冒後，身體抵抗力減弱。這時，連鎖狀球菌或肺炎菌、葡萄球菌等附著，而引起發炎症狀。

通常，在一週內就能夠痊癒。不過，有些人基於體質的因素，容易罹患這類疾病，而形成慢性扁桃炎。因此，要在輕症時就加以根治。

此外，咽頭粘膜炎，喉頭粘膜炎等症狀，雖然最近較為少見，可是，感染白喉時，喉嚨也會疼痛。因此，稍感異常時，就要接受專門醫生的診斷。

總之，因為感冒而喉嚨不適時，一定要經常漱口，這時，可用冷的濃粗茶加入少許鹽，或用大蒜汁漱口，效果不錯。

此外，喉痛時，往往為求舒服而在不知不覺中喝了過多冰冷的食物，這樣反而會使身體的抵抗力減弱，促使病情惡化，宜注意。

●有效的方法

挺胸，慢慢地吐氣，如圖所示，以雙手的拇指指腹輕輕地按壓在喉節兩側下方屬於大腸經的天鼎，屬於任脈的天突兩個穴道。

6 治療肩、頸酸痛的穴道

●治療方法

無名指屬於三焦經，與神經系統有關。有些人經常揉捏此處，對於肩、頸酸痛等慢性症奏效。此外，用無名指按壓在手肘側面的曲池穴，也有助於酸痛的治療。一分鐘各進行兩次。

●注意事項

因為肩、頸酸痛而感到苦惱的人，往往由於不適，而用手去揉捏肩膀。單純的原因是頭、手、手臂使用過度，或趴在桌前的姿勢不良等等，造成脊椎或背脊負擔過重，使頸部與肩膀的肌肉發生僵硬，血管與一部分的神經受到壓迫，而引起肩膀酸痛。嚴重時，不僅是肩膀或脖頸酸痛，而且手臂無法上抬，覺得體調不良，頭重、無氣力。首先，就是要促進血液循環良好。如果症狀輕微，可以泡個澡，或是進行全身運動，即可使症狀減輕。

但是，有時也可能是七個頸椎當中的任何一個頸椎發生異常。頸椎是脊柱的最上部，從後頭部的下方開始，到肩膀突出部分（第七頸椎）為止。

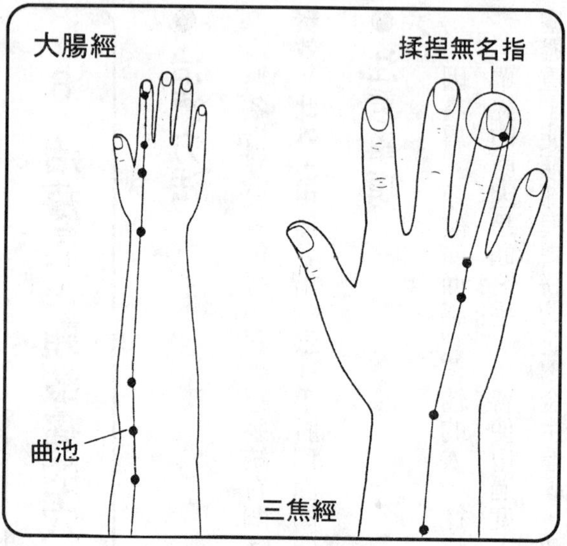

還有不容忽視的，就是當肺臟、心臟、胃腸、子宮等出現異狀時，很自然地姿勢就會崩潰，而引起肩膀酸痛。此外，動脈硬化或高血壓症的人，也會因為頑固的肩膀酸痛而感到煩

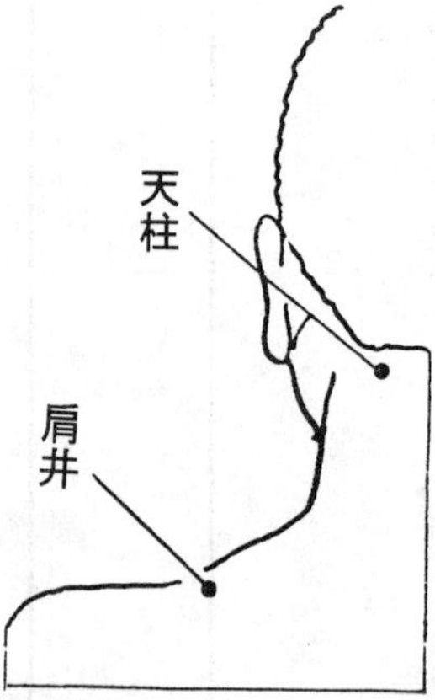

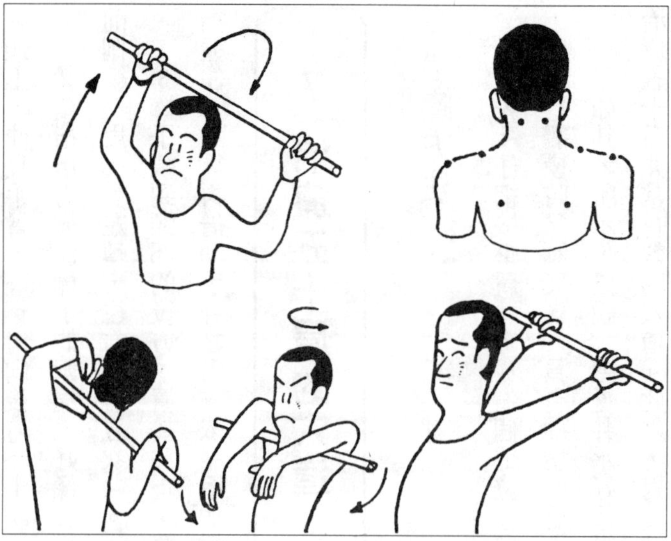

惱。

這時，當然要治療肩膀酸痛，但首先要治療疾病。

最近，肩痛患者的年齡層有逐漸下降的趨勢，甚至連考生或兒童也會出現肩膀酸痛的情形。這多半是由於運動不足以及壓力所造成的。

●有效的方法

方法1

合併前述的方法，對於在後頭部頸窩左右的天柱與兩肩中央的肩井穴，以反側的無名指用力按壓，效果顯著。

方法2

①用食指牢牢握住棒子的兩端，靜靜地抬

到頭上，伸長手臂，輕輕甩向後方（十次）。當拉向後方時，吸氣；朝前方放下時，吐氣。

②食指用力握住棒子的兩端，好像旋轉肩膀似的，棒子從身體的前側朝後側，從後側朝前側繞一周（往左轉，往右轉各五次）。

③棒子繞到頸部的後方，置於肩上，雙臂掛在棒上，上身朝左右前後扭轉。最初，用食指握住，然後再借助手腕之力，依序增加難度。

7 治療五十肩的穴道

●治療方法

首先，仔細按壓肩井穴。這個部位在肩膀的上緣，位於頸椎與鎖骨上方突出部分的中間，用手指觸摸時又圓又硬，具有硬塊的肌肉。

正如其名所示，據說「感覺井水好像從肩膀湧出，是能充分產生反應的位置」，所以是治療五十肩非常有效的穴道。此外，對於精神疲勞、暈眩、頭痛，也十分有效。

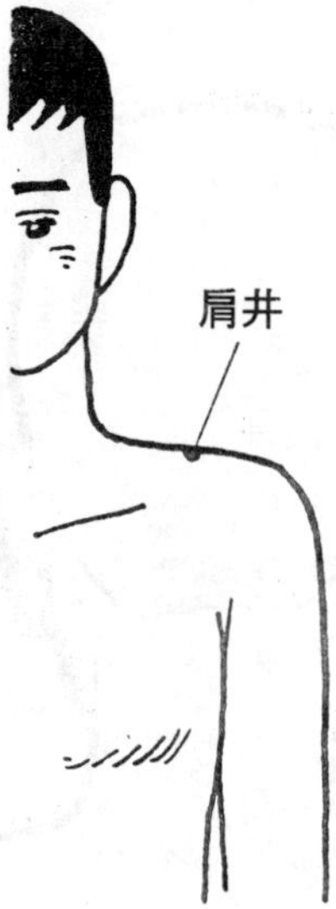

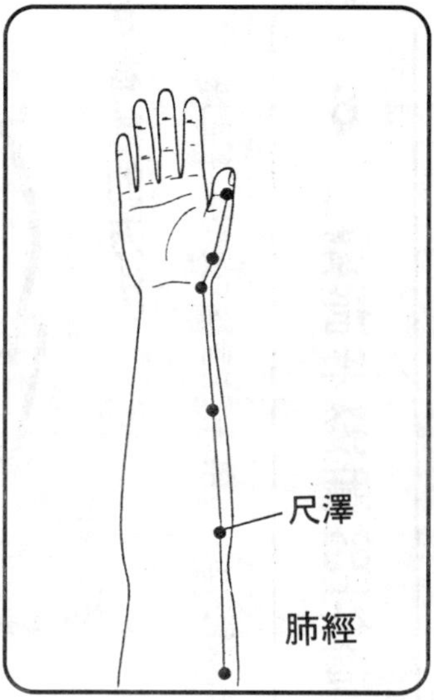

其次，用拇指仔細按壓尺澤。

另外，手的拇指與小指的經絡，也與肩膀有關，故要仔細揉捏，有助於五十肩的治療。

●注意事項

「五十肩」是四十歲到五十歲的人容易罹患的疾病，大部分的人都會經歷到這個肩關節周圍的疼痛，可說是一種老化現象。

最初是肩膀和手臂沉重，感覺倦怠，逐漸疼痛度增強，肩膀無法動彈，手臂無法上抬或放下，或是無法繞到後方。

嚴重時，即使不動，也會感覺疼痛，無法成眠。這是由於長時間使用肩關節或其周圍的肌腱、肌肉而引起發炎症狀所致。

嚴重疼痛時，要用濕布進行溫濕布療法，

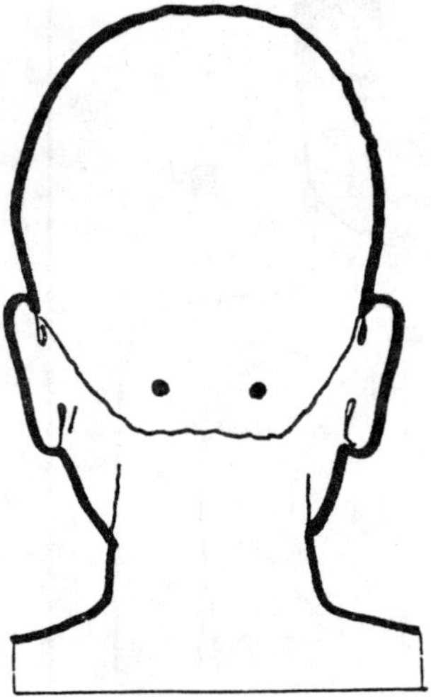

好好休養。自古流傳下來的芋頭濕布療法，據說效果良好，值得一試。

但是，如果因為疼痛而不敢亂動，反而會使關節僵硬，活動不良，形成慢性化疾病。所以，待疼痛的症狀穩定下來之後，要先從事輕微的運動。在泡澡時，較易進行運動。

●有效的方法

後頭部頸窩稍外側的天柱穴，是治療五十肩的有效穴道，值得嘗試。

8 治療指尖發麻的穴道

●治療方法

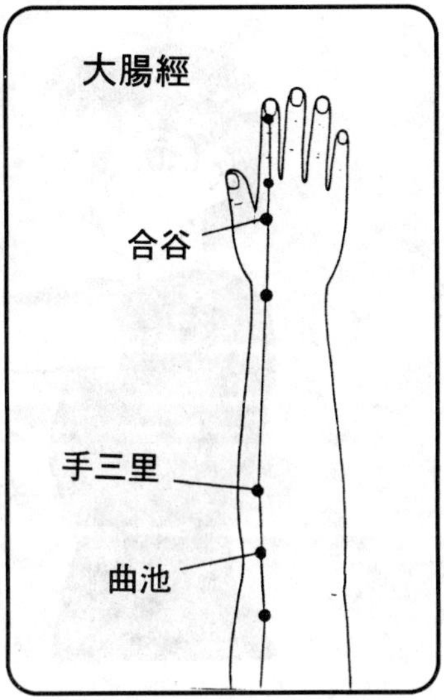

用指尖輕輕摩擦在手內側，從手肘彎處開始朝手腕方向三橫指位置的手三里，進行二十次。

或是用食指與拇指夾住另一隻手的手指根部，進行按壓，效果不錯。

此外，用手指輕輕按壓，刺激在上臂部中心的曲池穴。或用另一隻手的拇指揉捏手掌根部，效果彰顯。

手掌貼合於胸前兩分鐘，上下用力摩擦，以食指為主，用另一隻手的指尖揉捏，能夠得到更好的效果。

●注意事項

過度役使手或指尖，會使神經受損，血管受到壓迫而出現發麻的症狀。最高血壓超過二○○時，手或手臂也會發麻。

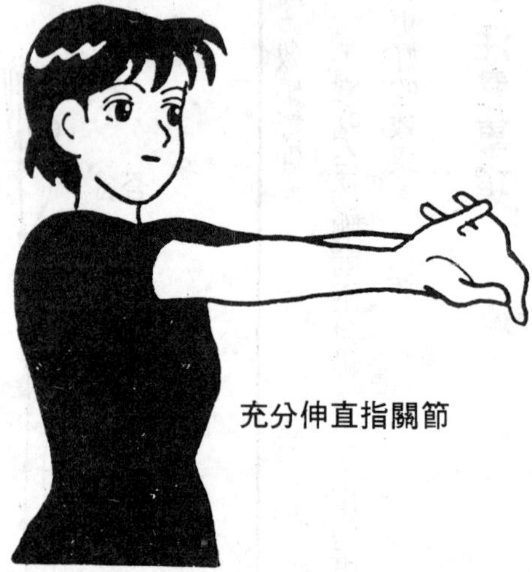

充分伸直指關節

根據東方醫學的理論，認為發麻是因為從指尖到手臂的血液循環或「氣的流動」不暢所致。長時間手臂交疊，也會引起發麻症狀。

最近，從指尖發麻到肩膀酸痛、頭痛或暈眩的患者不斷增加，從事速記、寫作工作的人……較容易出現這一類的症狀，甚至成為社會問題。

「真怕有一天突然手指僵硬，無法用手指抓東西」——為了防患於未然，平日就得多加注意。

●有效的方法

雙手手指交疊於胸前，手掌外翻，朝前方推出，伸直手臂（二十秒）。只要能充分伸展手指的關節，就能夠消除指尖的發痲。

9 治療背部疼痛的穴道

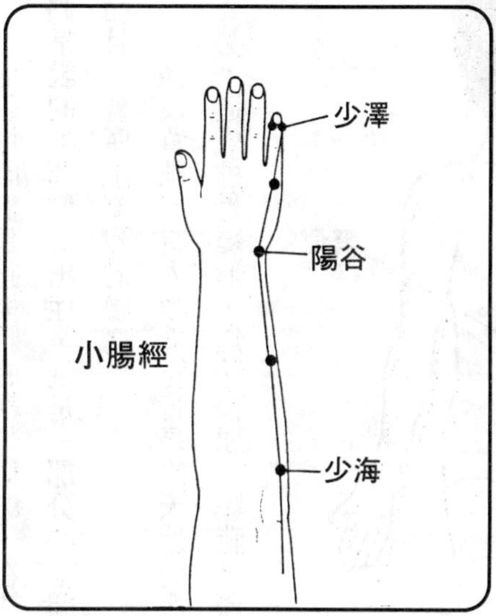

●治療方法

重點在屬於小腸經的小指背側到手臂的少澤、陽谷、少海，用另一隻手的指尖輕輕刺激這些穴道。

●注意事項

很多駕駛員都訴說有背部疼痛的苦惱。長時間操作方向盤，手臂必須經常保持上抬的姿勢，因而使得背骨的椎間盤受損。

這個椎間盤是圓板狀的軟骨組織，在背骨（脊椎骨）與背骨之間，具有緩衝的作用，我們常說的椎間盤突出症，就是一部分的椎間盤突出所引起的疾病。當然，背部會覺得疼痛，而且，會產生劇烈的腰痛。

談及背部，有人認為駝背是先天性的疾病，而後天性的駝背，則是由於採取過度勉強的姿勢，造成椎骨變形，無法復原。駝背不僅有礙觀瞻，而且會壓迫肺與腹部，引起各種內臟毛病。尤其是女性，其背肌力較男性弱，較容易駝背，連帶使得腰容易彎曲。所以，平時就要採取正確的姿勢。

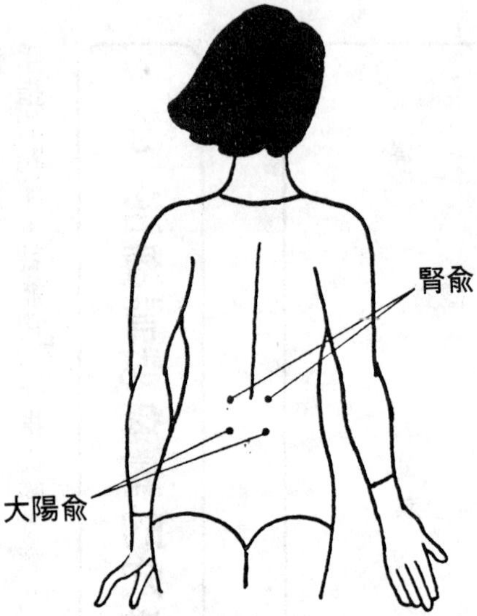

●有效的方法

方法1

如上圖所示，拇指抵住背部的各穴道，拉長反側的手背，向上伸展，扭轉身體；或是上身向後倒，並用拇指按壓。相反側也以同樣的方式進行。左右各進行十次。

方法2

雙腳朝前伸出，膝蓋略微彎曲，雙手的食指、中指、無名指、小指四指輕按背部的穴道，好像要抬起肩膀似的，用力挺胸，一邊吸氣，一邊按壓穴道。在身體復原時，由口中吐氣，重複進行十次。

如果有強烈的感覺或覺得很舒暢，即找到正確的穴道位置了。

10　治療腰痛的穴道

●治療方法

手部的穴道在屬於小腸經直接連接下肢經絡的小指，兩手的小指交疊，用力互相拉扯，這是頗具效果的運動。此因小指屬於小腸經，與下肢經絡直接相連之故。一邊吐氣，一邊用力拉扯。

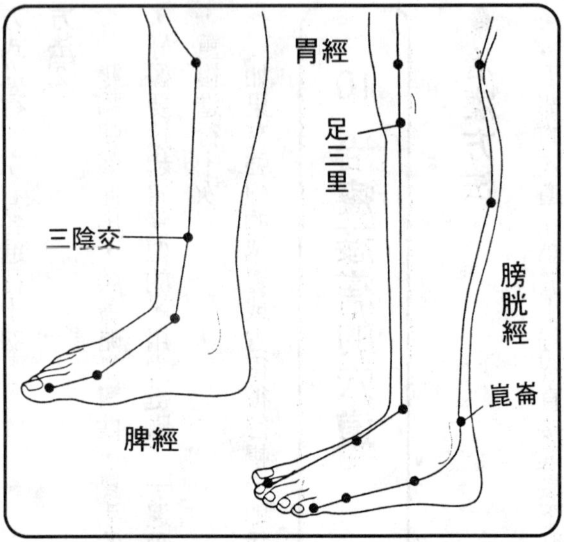

腳的穴道，則是在腳踝後方的崑崙穴。另外，也可以按壓雙腳的三里穴、三陰交。

●注意事項

中年之後感到煩惱的三大疾病之一，即為腰痛。不僅無法動彈，甚至出現劇痛，令人難以忍受。然而，這些症狀卻是可以事先防範的。

無法動彈的腰痛，如果一週內不見改善，一定要接受專門醫生的檢查。

大部分的腰痛，都是由於腰部承受過多的負擔所致。盤起雙腿，熬夜打麻將，是最要不得的姿勢。柔軟的椅子，也是一大陷阱。

●有效的方法

預防的運動是仰躺，抱住雙膝，使雙膝充分彎曲，朝左右倒。這時，相反側的肩膀盡量不要離地。此外，站在那兒，單手插腰，挺起上身。重點在於四指要抵住腰部，輕微地給予背面經絡（膀胱經）刺激。

11 消除膝蓋疼痛的穴道

●治療方法

方法 1

膝蓋後方凹陷的正中央有委中穴，在脛部

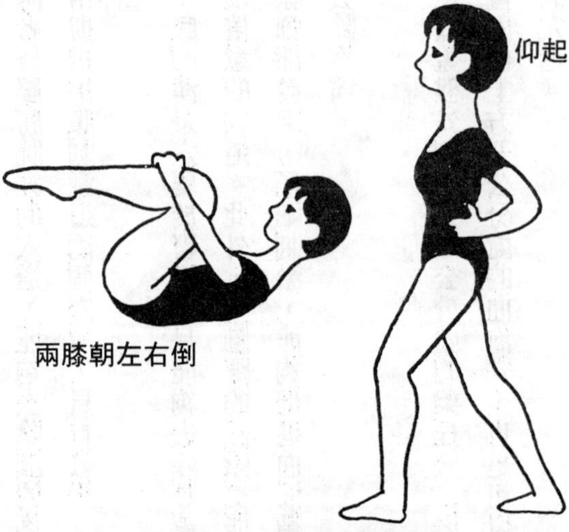

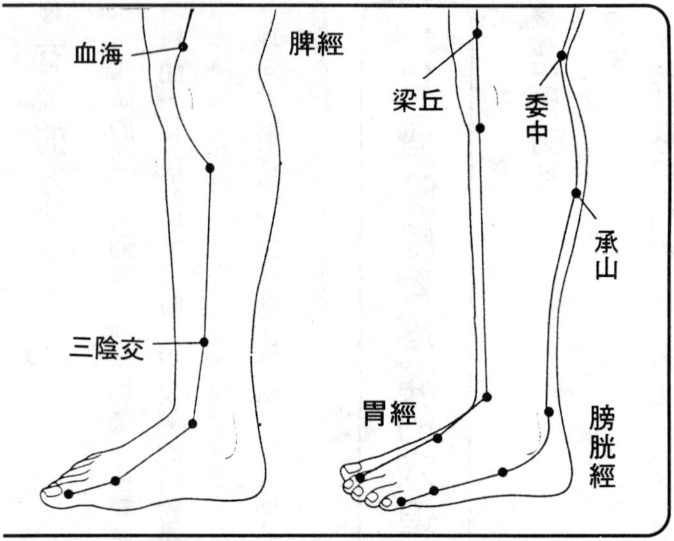

後方柔軟的肌肉變成硬的肌肉條之部分有承山穴，兩者皆屬膀胱經的穴道，能夠去除腳的疼痛。用拇指指腹刺激這兩個穴道，具有效果。

方法2

腳底的湧泉穴屬於腎經，是能夠去除膝蓋疼痛及倦怠的穴道。此外，內腳踝的三陰交能夠消除腳部發冷，仔細刺激，能夠促進血液循環，去除疼痛。

方法3

在膝蓋盤外側上方四公分處的梁丘穴，以及膝蓋內側上方五公分處的血海穴，也是可以奏效的穴道。

首先，坐在椅子上，好像用拇指與中指從膝蓋上方夾住似的，拇指抵住血海穴，中指抵

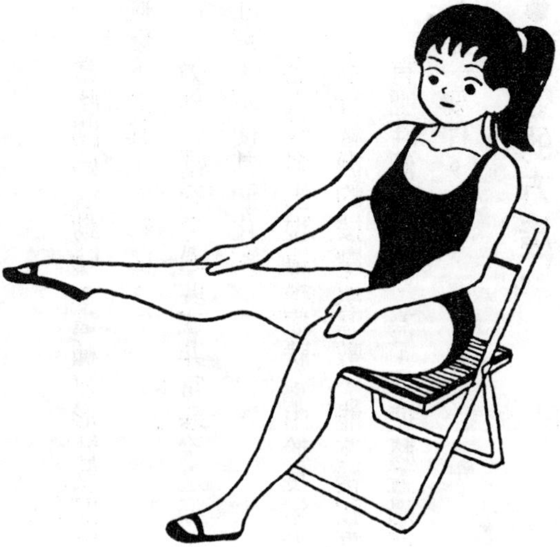

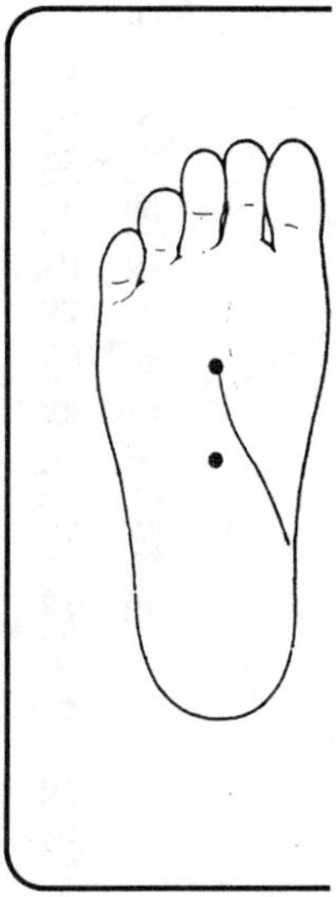

住梁丘穴，單腳上抬，膝蓋打直，用指腹按壓左右的穴道，保持五秒鐘，放鬆按壓的力量，慢慢地將腳放下。

如果疼痛緩和，覺得舒適時，再將整條腿上抬，筆直地朝前伸出（左右各十次）。

●注意事項

過了四十歲以後，由於明顯地出現老化現象，而產生膝蓋的疼痛。不論是站、坐或上下樓梯，都會覺得痛苦。

這是所謂的「變形膝關節症」，發胖的女性，較容易患此症狀。膝蓋腫脹或積水時，腳無法運動，有時大腿內側會感覺疼痛，而且步行困難。

當腳開始活動時，這種變形性膝關節症的疼痛更為劇烈，可是經由活動，就會逐漸變得輕鬆，為其主要特徵。

另外，當疲勞過度或非常寒冷之際，疼痛變得強烈，因此，在天候或季節變化時，必須注意，不使其惡化。

老人較多出現這種症狀，由於長年役使膝蓋，造成關節及骨周圍老化且組織耗損所致。進行輕微的按摩或溫敷，能夠緩和疼痛，平日就要鍛鍊肌肉才是。

有肥胖傾向的人，為了不使膝蓋過度負擔，必須要減肥，或實行輕度的運動，而減肥乃是第一要件。

●有效的方法

用熱毛巾敷膝蓋二〇分鐘左右，然後，很有耐心的每天早晚花十分鐘刺激前述的穴道，在二、三週內，即可去除疼痛。

12 治療腿肚抽筋的穴道

●治療方法

如果腿肚忽然抽筋，感覺疼痛，則要將腳趾與腳脖子同時後仰，再恢復原狀，重複進行這個動作，並用手掌抓住小腿肚，進行揉捏，如此即可紓解症狀。若是在運動途中小腿肚抽筋，則採用溫濕布療法能夠見效。

方法①　腳的拇趾屬於脾經，拇指朝上方用力翻轉多次，非常有效。

方法②　用手指搓在跟腱上部的小腿肚隆起部分，或是按壓在脛部後側的承山穴，效果很好。夜寢因腿肚抽筋而感到痛苦時，請給予刺激。另外，屬於脾經的陰陵泉，也是有效的穴道。

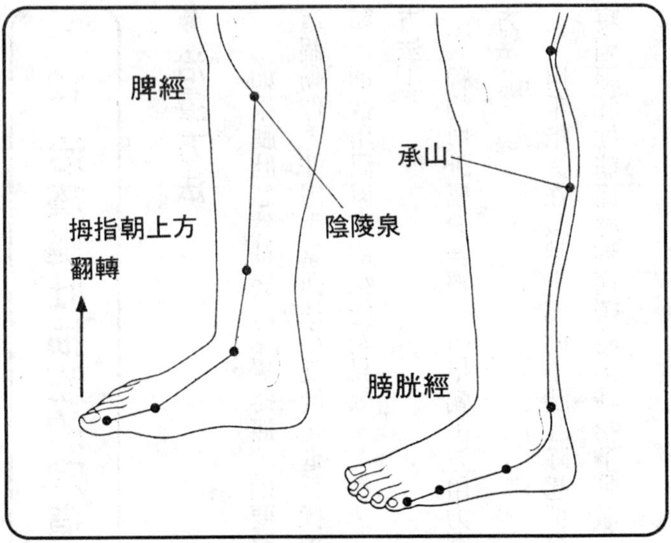

●注意事項

夜寢或游泳時突然腳部抽筋，產生劇痛，是很多人都曾經遭遇過的經驗。由於腳的腓腹肌之運動神經機能突然提升，肌肉僵硬，腳的腓腹肌或比目魚肌引起痙攣，而形成所謂的「小腿肚抽筋」。原因可能是從腰經由臀部、大腿到達腓腹肌的神經異常所致。

人類站立的時間太長，往往過度勉強使用支撐身體的肌肉。因此，在遠足或登山之後，會感覺筋疲力盡，同時，在發冷或飲酒過度之際，也容易出現抽筋的現象。有經驗的人，都能夠了解到這一點。如果在游泳時出現嚴重的疼痛，可能全身都會發抖。

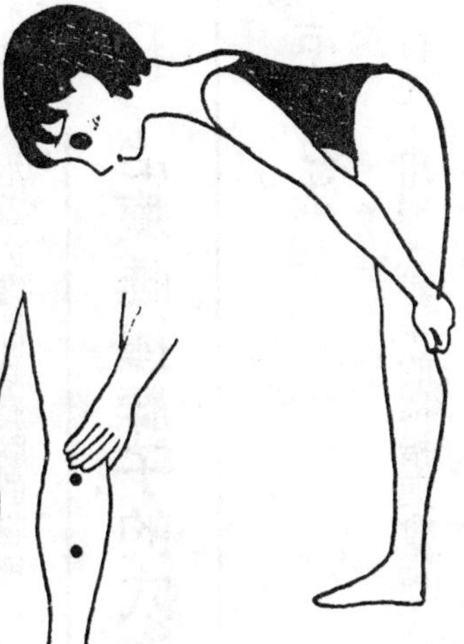

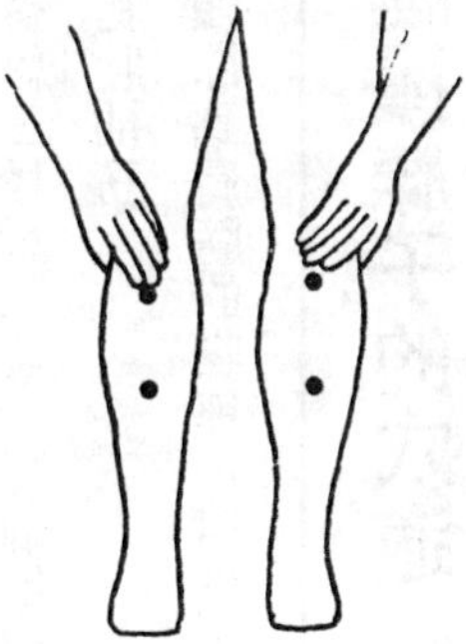

仔細揉捏

而且這種「小腿肚抽筋」的症狀一旦發生過一次之後，就會成為習慣，經常發生。因此，在游泳途中發生這種現象，即使治好，也要視當天為危險日，最好不要再下水了。一般人認為這是運動員的傷害，但是，因頭昏眼花、頭痛、肩膀酸痛、便秘、寒冷症而感到苦惱的人，較容易出現這種症狀。經常採同一姿勢長時間工作的人，也要特別注意。

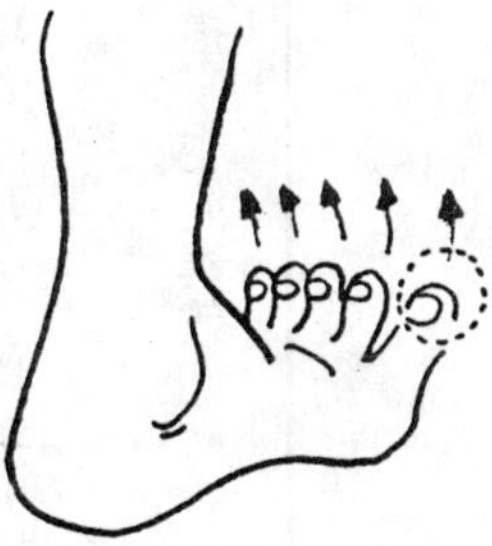

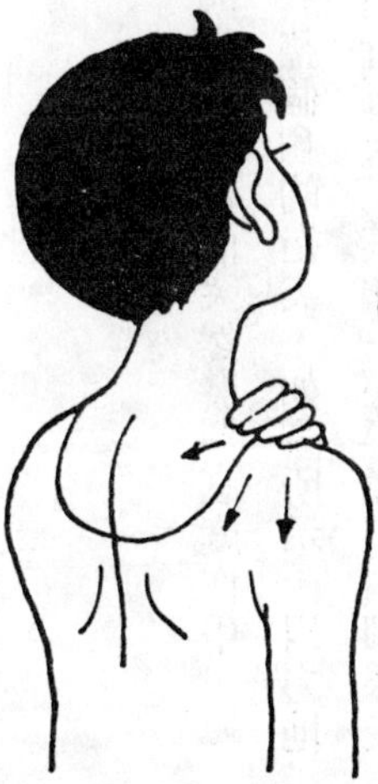

可以刺激膽經

●有效的方法

所謂小腿肚抽筋，是指平時沈睡的肌肉運動神經，因為某要素而突然發揮高度作用，導致肌肉僵硬的狀態。這時，稍安勿躁，首先將力量貫注於整個腳的指尖，如圖所示，用力地往後翻。這個動作持續三秒鐘以後，靜靜地還原，重複進行五次。其次，輕輕揉捏內腳踝後方，就能夠抑制小腿肚抽筋。

此外，沿著從頸部到肩膀的膽經，用指尖輕輕揉搓，也能奏效。

13 治療睡擰脖子的穴道

●治療方法

首先，用另一隻手的拇指與食指，好像揉捏似地輕輕揉捏左右中指的尖端，依序朝指根進行，中指在東方醫學中屬於心包經（循環系統之一），加以刺激，就能使氣血（能量）的

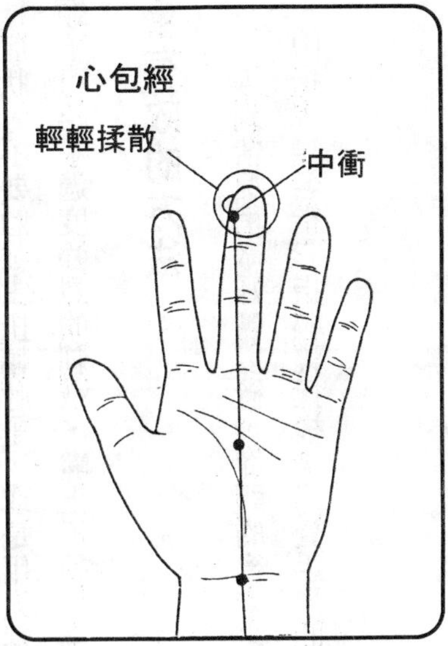

流動順暢。

● 注意事項

早晨醒來時，覺得頸部奇痛無比，「痛到連脖子都轉不動了……」這種睡擰脖子的症狀，在做過激烈運動之後，或是以不自然的姿勢

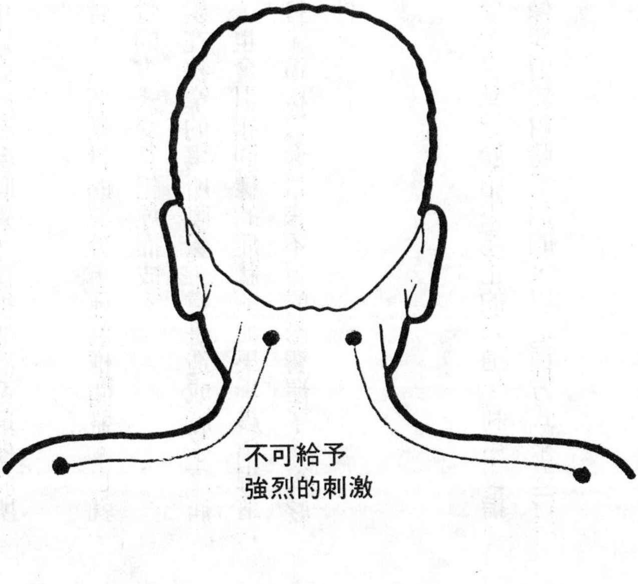

睡眠後，第二天早上就會出現症狀，通常都是因為用勉強的姿勢睡覺，使得血液循環停滯所致。

在頸部有七塊骨，硬骨的椎體與椎體之間有軟骨。這個軟骨的部分，稱為椎間盤。也就是說，頸部部分的頸椎是以硬骨、軟骨、硬骨、軟骨的方式交互相連而成。

從公司回家之後，因為疲倦，而以勉強的姿勢躺在狹窄的場所睡覺，這是造成脖子疼痛，睡擰脖子的原因。或是直接吹電風扇的冷風而睡，也會引起同樣的症狀。如果早晨出現這種症狀，不要勉強去扭轉脖子，或是用力揉搓、敲打，這樣只會帶來不良的影響罷了。後脖頸不可給予過度強烈的刺激，靜止不動，為第一要件。

●有效的方法

等到情況稍微好轉以後，從頭的後方之髮際開始，直到肩膀中央為止的穴道，利用食指、中指、無名指三指輕輕揉搓，感覺手指的溫暖好像殘留於肩膀上似的，以這種方式來進行。

14 治療揮鞭式損傷症的穴道

●治療方法

因為交通事故等強烈的撞擊，頸骨暫時出現扭擰的症狀，這即是所謂的揮鞭式損傷症。因為在受到撞擊時，脖子好像被鞭打似的，因而有這樣的名稱。

重點在於從手的小指背側到手臂而沿著肩膀的小腸經。屬於小腸經的少澤、陽谷、少海，依序朝肩膀的方向輕輕揉壓，給予刺激。

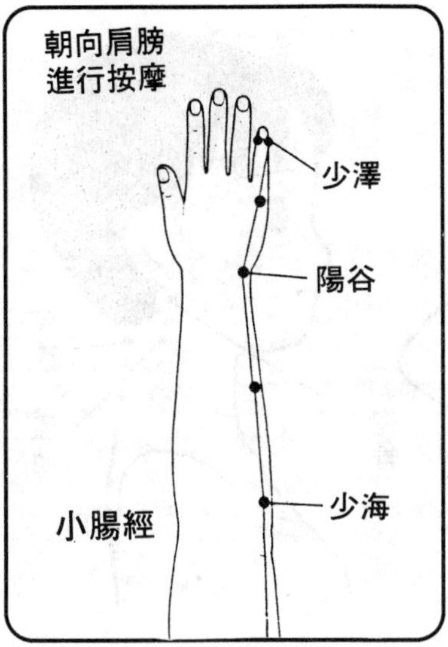

●注意事項

揮鞭式損傷症並不是在發生意外事故之後

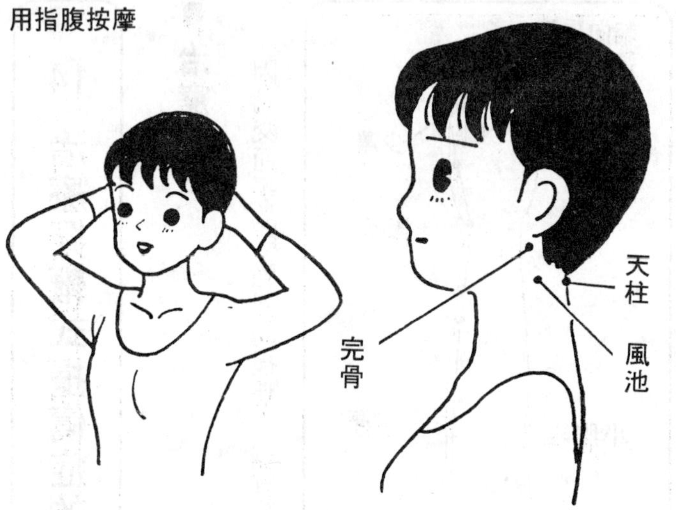

，立刻就會覺得疼痛，而是在第二天，第三天之後，才會覺得後脖頸或肩膀僵硬，頭痛、耳鳴，脖子無法順暢地前後左右移動，這是一般的症狀。

重症的場合，當然要接受醫生的治療。如果屬於輕症，則從第四天左右開始，上身微向後仰，前後左右移動看看，對於肩膀或後脖頸酸痛部分，輕輕地進行揉捏。如果沒有頭昏眼花、噁心、手發麻等症狀，只是後脖頸或肩膀酸痛、肌肉僵硬的話，則可利用如下的方法進行治療。

●有效的方法

從頭部到後脖頸，有屬於膽經、膀胱經的

完骨、風池、天柱穴，對這些穴道輕輕地加以按摩。

雙手手指於頭後部交疊，牢牢固定，使其不會移動。以手腹好像按在後頭部似的進行按摩。

15 治療痔瘡疼痛的穴道

●治療方法

自昔日以來，人們就認為對於痔瘡的治療，則治療正對面的頭頂部分的百會穴，最具效果。但是，手臂的孔最、曲池穴，也是治療痔瘡的名穴，可用力地按壓。

將重點置於拇指指尖。首先，用相反側的指尖進行揉捏，再輕輕地刺激手掌側手肘凹洞

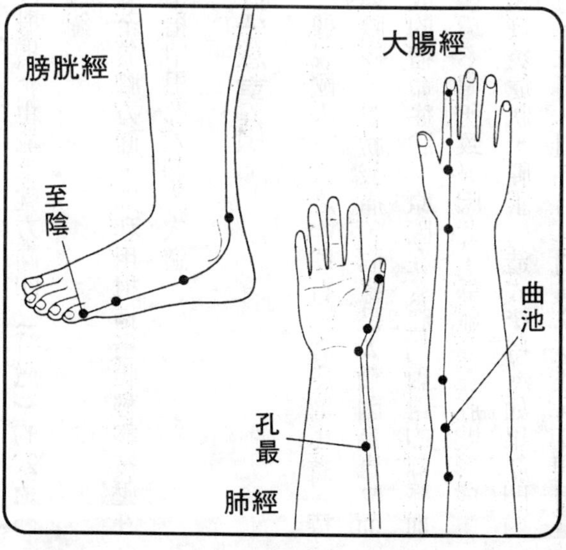

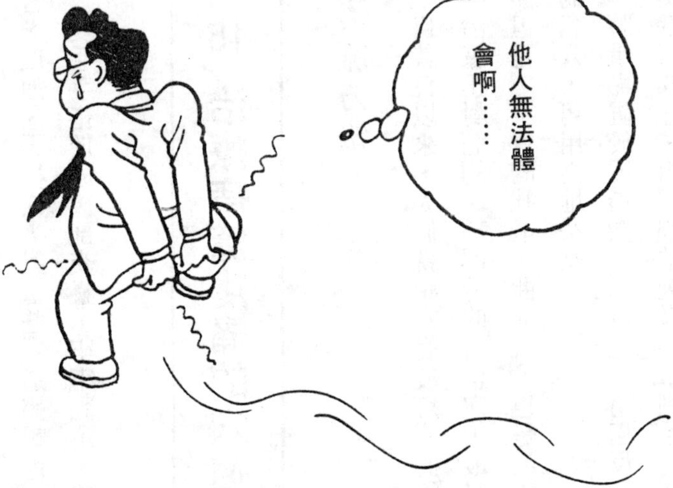

靠近拇指（距離手腕方向四公分處）的穴道（二分鐘）。

至於腳方面，則利用拇指指腹輕輕按壓在小指指甲根部外側的穴道。

●注意事項

據說國人三人之中即有一名痔瘡患者，痔瘡與腰痛，肩膀酸痛，同樣是人類因為直立而造成的宿命症狀。原因在於肛門周邊的靜脈血液循環不暢所致。因此，靜脈瘤在肛門形成，引起發炎症狀、腫脹，造成疣痔。如果肛門內側的皮膚朝外側突出，則稱為脫肛。肛門周邊出現小孔，流出分泌物，則稱為痔瘻。

總之，因痔瘡而感到煩惱的人，需要注意

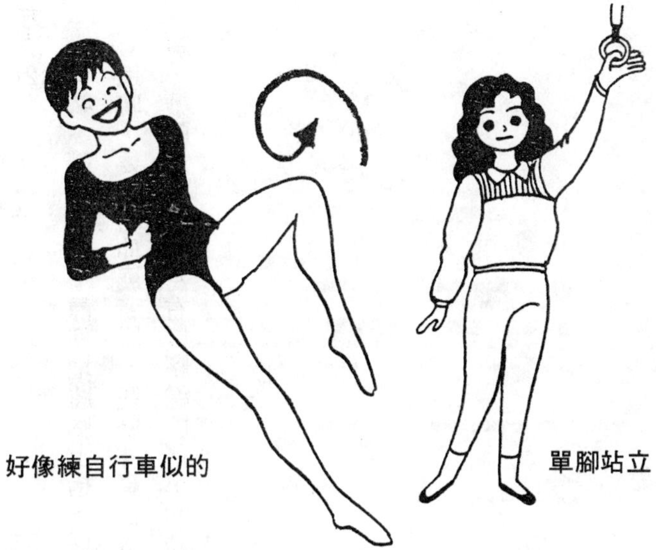

便秘的問題，保持清潔與下半身的溫暖。熬夜、暴飲暴食，都是大忌。此外，酒精類或刺激性較強的物質，抑或是容易引起便秘的食物，都要控制其攝取量。尤其是女性，因為懷孕、生產之故，也容易罹患痔瘡，需要注意。

●有效的方法

方法1

在我的教室中，我建議痔瘡症狀的患者採用「單腳法」，這是很有效的方法。很適合在車上進行，拇指掛在吊環上，抓緊吊環，單腳上抬。每過一站，就換另一隻腳，以這種方式來進行，這時，能夠促進血液循環順暢，有效地克服痔瘡。

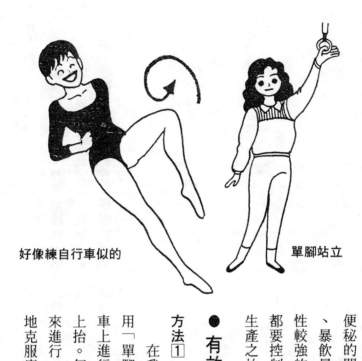

方法2

仰躺，雙腳併攏，靜靜地將腳上抬，保持平衡。其次，挺起腰部，用手臂與手支撐腰部。這時，要努力伸展背肌。雙腳伸直併攏，腳尖伸直之後，單腳緩緩彎曲，好像踩腳踏車一般，讓腳旋轉。用左右雙腳踩腳踏車的動作，早晚各進行兩分鐘。

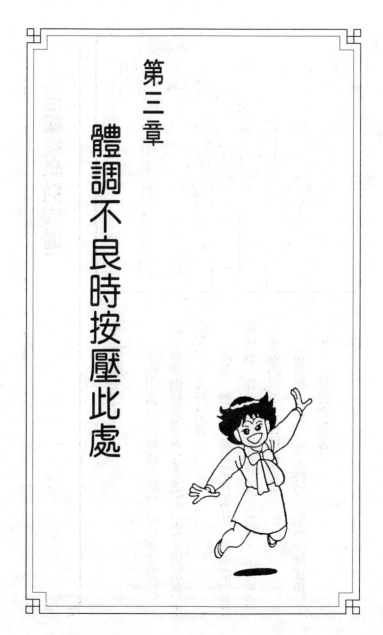

第三章
體調不良時按壓此處

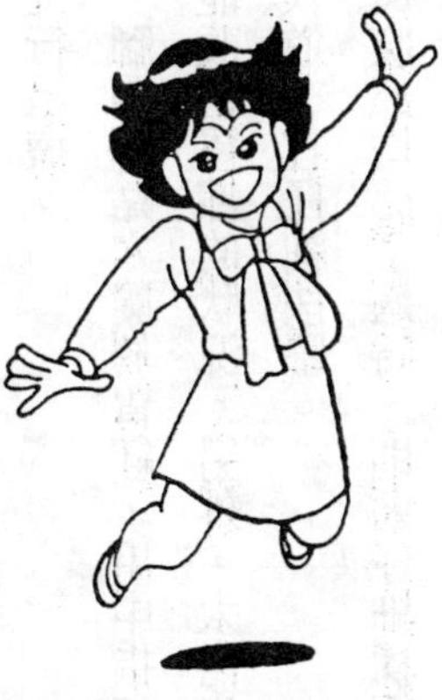

1 治療宿醉的穴道

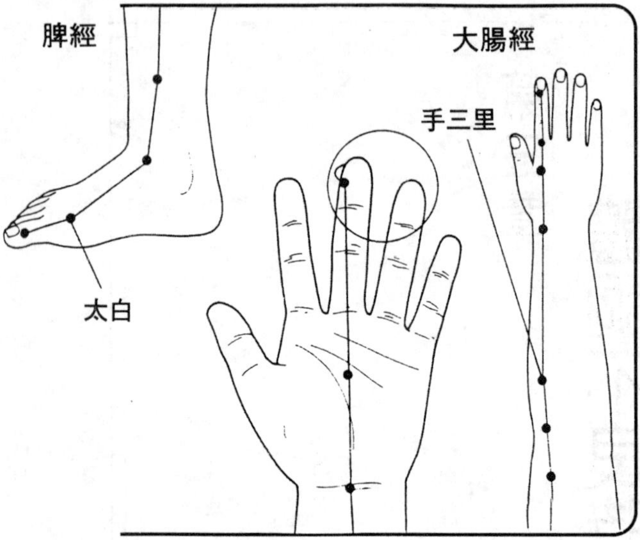

●治療方法

手的中指有消除過度疲勞或心窩苦悶的穴道；食指則是調整胃部不適的重點。以這些手指為主，進行治療。

此外，腳的解谿穴屬於胃經，用中指與食指按壓，能改善胃部的狀況。另外，太白也是止噁心的穴道，宜仔細按壓。

當胃與腹部均感不適時，則要仔細揉捏手三里，就會得到改善。

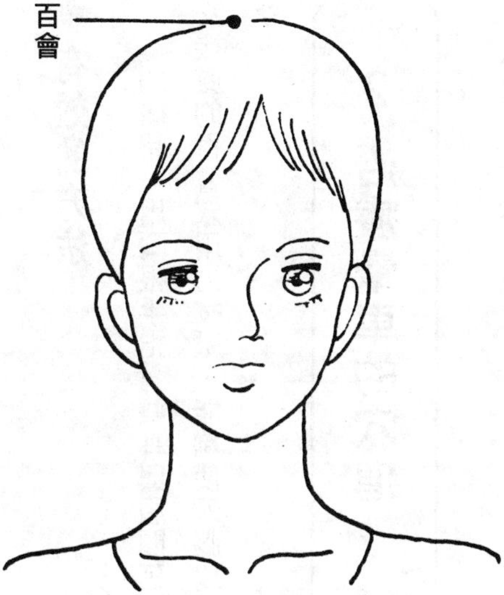

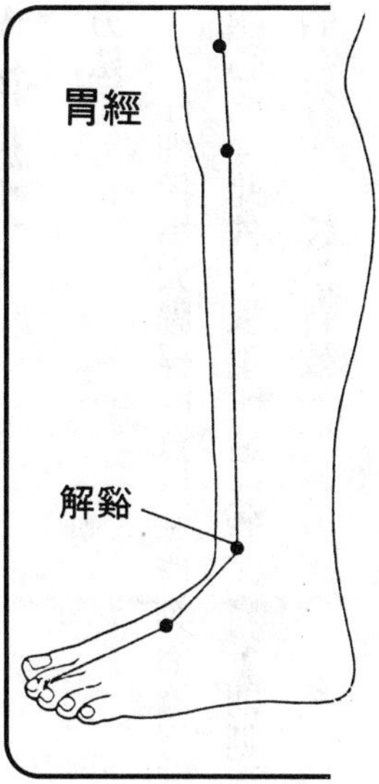

●注意事項

宿醉是一種急性的酒精中毒症狀，由於體內的酒精經過一夜仍無法排出所致。

痛苦時，攝取大量的水分，使體內的酒精稀釋、排出，也是一種很好的方法。這時，飲用能夠擴張血管、促進血液循環的茶，較能奏效。

昔人利用柿子或無花果來治療宿醉。而蜂蜜也能夠補充因為喝酒而血液中減少的葡萄糖。

以往，我認為醒酒湯能夠暫時奏效，但想不到只會造成反效果，所以不建議各位使用，同時，飲用後立即沐浴，也會引起危險，絕不可嘗試。

●有效的方法

頭痛時，用兩根手指對雙耳與眉間延長線交接處的百會穴用力按壓，能夠使頭腦變得清醒。

2 治療暈車的穴道

●治療方法

方法1　仔細揉捏大腸經的食指，能夠治療胃部的噁心感。此外，暈車所造成的頭痛，則刺激手的合谷穴，較為有效。

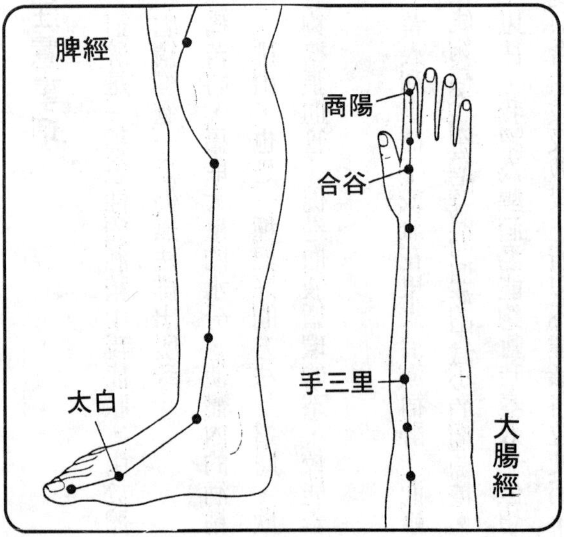

方法2

太白是止嘔吐的穴道，宜細心揉捏。

●注意事項

噁心，頭痛等不快的「暈車」現象，在內耳的平衡感覺異常時較容易引起，這個感覺較敏感的人，更是容易暈車，對一般人而言感覺舒服的車子之輕微晃動或振動，也會成為一種刺激而引起暈車現象。此外，平常坐車不礙事的人，在感冒、睡眠不足或空腹狀態、胃部不適時，也會出現暈車的症狀。

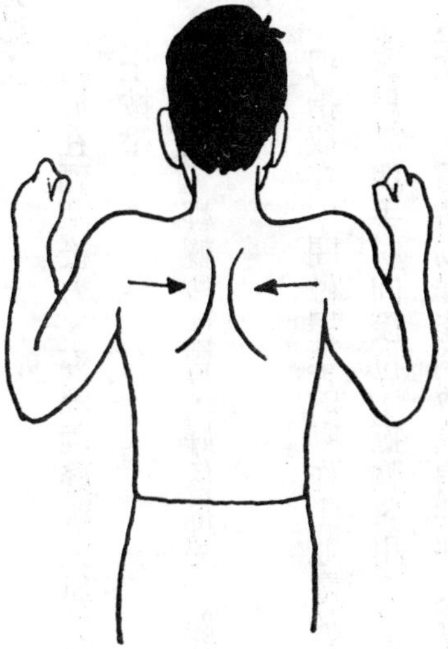

●有效的方法

預防方法即是前夜要有充足的睡眠，吃些東西，乘車時不宜閱讀書刊，盡量看遠處的景物，心情放鬆，這些都是重點。

方法1

對於在頸部後方、髮際兩條粗大肌肉與頭相連的部分之左右外側的天柱穴，以雙手的拇指向上按壓。

結束後，輕輕按住胃，好像搖晃一般的輕輕揉捏。進行二、三分鐘之後，就會覺得舒服。

方法2

拇指放在中間做握拳的動作，並置於雙肩的高度（這時，手肘貼住身體）。一邊吸氣，一邊將肩膀與手肘向後拉，挺胸、用力，停止兩秒鐘。然後，慢慢地一邊吐氣，一邊復原（五次）。這個動作能夠放鬆肩胛部與脊柱的緊張，使心情愉快。

3 治療反胃的穴道

●治療方法

方法1

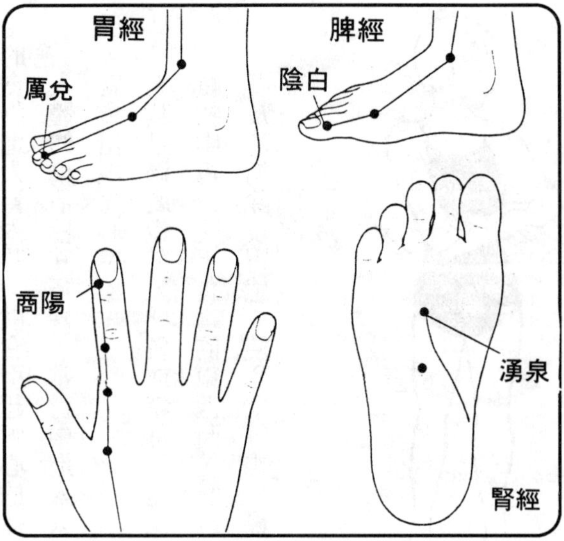

屬於大腸經的手的食指，其背側有商陽穴，仔細揉捏此穴，能治療胃部的不適，緩和心情。之後，再實行如下的方法。

方法2

腳的食趾屬於胃經。以前述的商陽穴用力按壓這兒的厲兌穴，也可以奏效。

宿醉時，以雙手充分揉捏腳底的湧泉穴，能夠恢復體力，使頭腦清醒。

此外，也可以使用手指的商陽穴按壓腳拇趾指甲生長處的隱白穴，能夠治療胸或胃部的不適。

●注意事項

噁心的原因很多，例如，暴飲暴食，食物中毒等，大多的食物進入胃中，或一些無法接受的食物進入胃內時，就會引起噁心的症狀。

人體的構造極其巧妙，當胃中進入太多的食物，或吞下有害的東西時，胃的神經無法接受，就會出現噁心感。

尤其是過度疲勞，感冒或精神不穩定時，在胃或全身孱弱之際，這些症狀會惡化。

食物中毒或吃下有害的東西時，宜趕緊吐出，吐出後，會覺得輕鬆不少。

要及時消除反胃感，使心情舒暢。最好的方法，即是安靜休養。

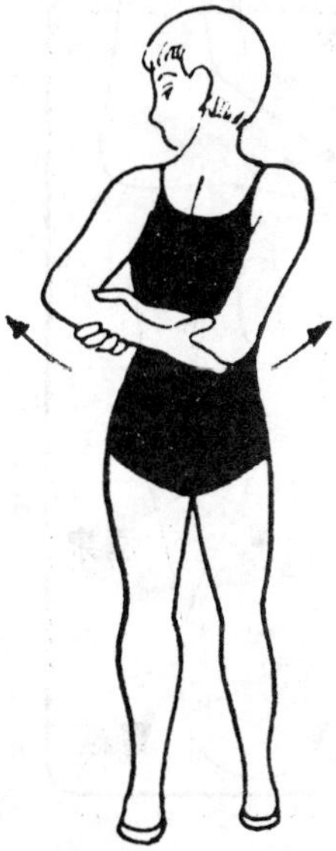

●有效的方法

手臂反手交疊，身體左右互相搖動似的扭曲。當身體朝左扭曲時，好像用左手將手臂往上拉似的，以這樣的方式摩擦背部。左右各十五次，分早、午、晚進行。有空時，也可以實行。

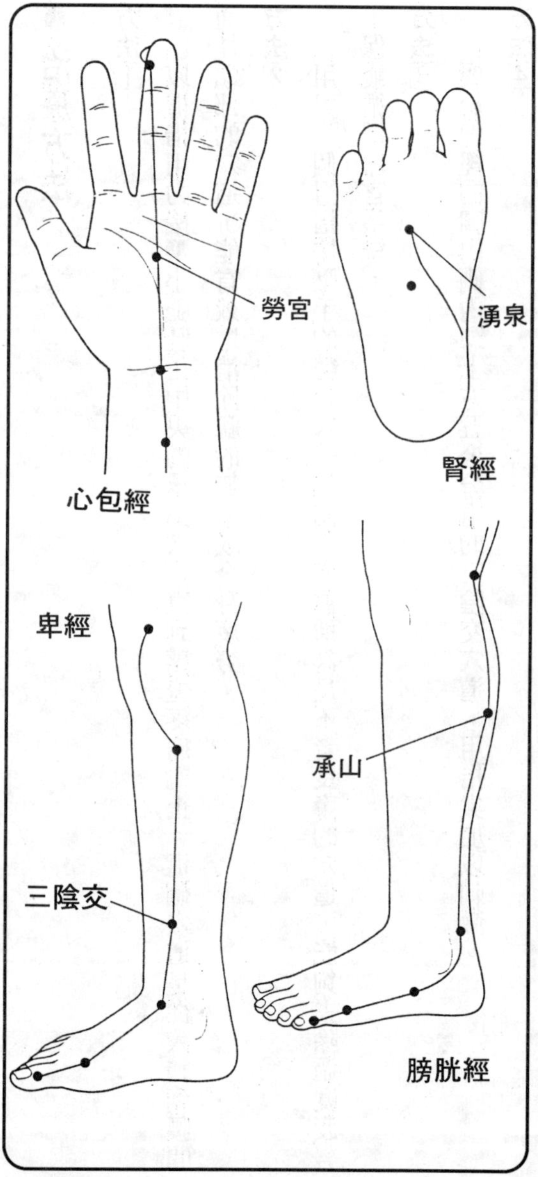

4 治療全身疲勞的穴道

●治療方法

方法1

以拇指用力按壓小腿肚正中央的承山穴，直到感覺疼痛為止。這個穴道是從大腿到腰間通往頭部的穴道，能有效地消除腳的無力或全身疲勞。

方法2

用另一個拇指按壓手的勞宮穴。這個穴道被稱為是不老長壽的穴道，能夠去除過度疲勞，保護循環器官系統。

方法3

屬於脾經的腳內側內踝上方五公分處的三陰交穴道，用指尖加以刺激。

方法4

在腳底正中央略前方的凹陷處，有按壓時略感疼痛的部位。這個部位是屬於胃經（作用於神經系統）的經穴，稱為「元氣穴」，以雙手拇指給予按壓刺激，單腳五秒，共實行五次。利用核桃或高爾夫球也具效果。

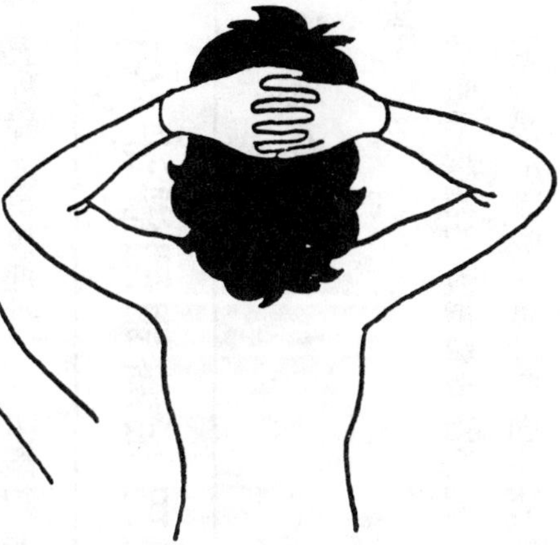

輕輕按壓五秒鐘

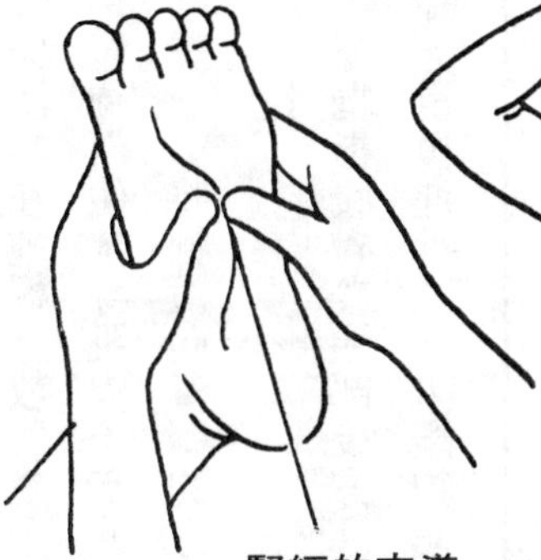

腎經的穴道

●注意事項

在疲勞的狀況下，面對車站的樓梯而嘆氣，或是拖著沉重的步伐回到家，你是否有過這樣的經驗呢？當然，其原因很多，但是，一定是循環不艮所致。

東方醫學將這種容易疲勞的症狀稱為「虛勞」，是由於內臟或精神的疲勞所造成的。

而如果是「焦躁、易怒的疲勞現象」，則多半與肝有關。所謂「肝主怒」，焦躁等的情緒，為肝所支配。

●有效的方法

方法1

「檢火柴法」在地板上放置三十根以上的火柴，將其一根根地撿起。這時，絕不可彎曲膝蓋。這是能夠促使全身肌肉平衡的良好運動。撿完之後，站在原地伸直背肌，腳朝後抬，用手握住腳脖子，將腳壓向背側的方法，更具效果。

方法2

用雙手拇指指腹對於頸部後方、髮際略上方附近（兩根粗大肌肉外側的凹陷周圍）輕輕按壓五秒鐘。重複進行三次，能夠使頭腦清醒，心情舒暢。

5 治療眼睛疲勞的穴道

●治療方法

方法1

按壓手掌側的拇指與食指之間、兩根骨之間疼痛的部位，亦即合谷穴。這是屬於大腸經的穴道，是治療眼、鼻、顏面疾病或疼痛的有效穴道。

方法2

腳的重點則是在小趾根部後方名為束骨的凹點上。這是屬於膀胱經的穴道，通過身體的背面，是通往頸部的經絡。因此，藉著手的中指給予刺激，就能夠消除眼睛的疲勞。

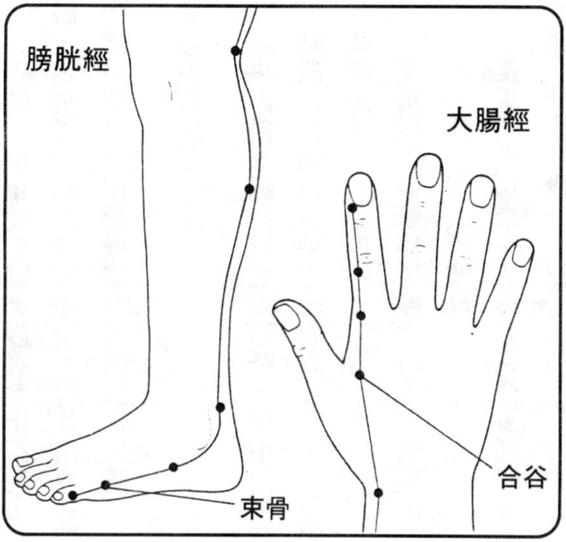

●注意事項

現代社會充斥著各種的光與色，許多的活字，也使得我們的眼睛變得疲勞。在這樣的生活環境下，我們當然會不斷地酷使自己的眼睛。

長時間看報章雜誌或電視，眼睛的深處感覺疼痛，或是感覺刺眼，這時，你往往會發現自己的視力已經減退了。由於眼睛的疲勞，使得你在開車或考試時，因為無法發揮自己的實力而感到無限的懊悔。

這時，最重要的就是靜養。用冷毛巾敷雙眼，也是很好的方法。然後，再使用東方醫學中認為能治療眼睛機能減退的肝經穴道。

●有效的方法

東方醫學認為眉毛表示肝。用小指指腹輕輕刺激從眉間或耳朵方向的眉毛，再止於眼上，輕輕按壓（一〇次）。

從指尖開始輕輕揉捏小指，包括手腕、手肘在內，都仔細進行按摩。

雙手的小指指腹及拇指貼合，輕輕按壓，然後，使小指後仰（三〇次）。

仰躺，靜靜閤上雙眼，放鬆全身的力量。沿著眼瞼，用四指的指尖從眼頭朝眼尾的方向

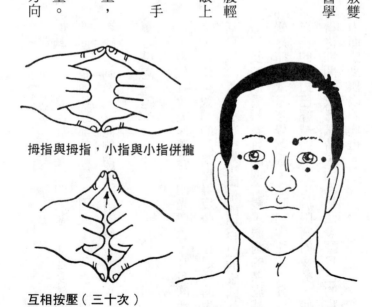

拇指與拇指，小指與小指併攏

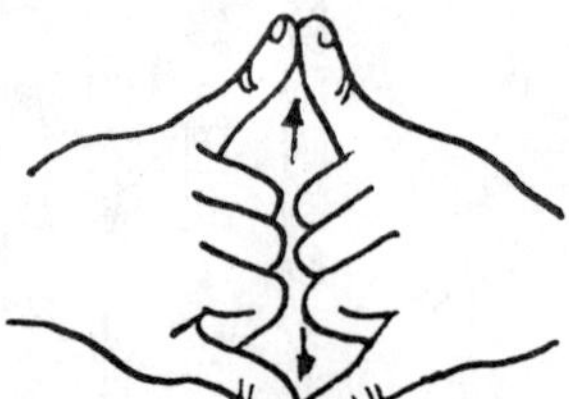

互相按壓（三十次）

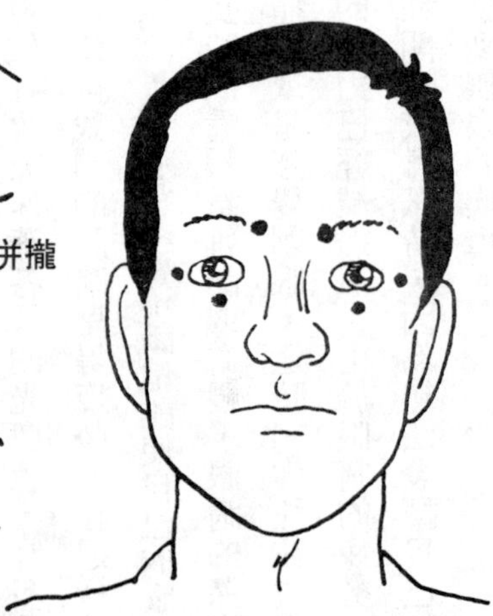

按壓。但是，不必直接按壓眼球，重點在於按壓眼周邊的骨骼，其次，從外眼尾朝耳朵方向，以太陽穴為重點，輕輕按壓。

如圖所示，用拇指與食指按壓眼與眼之間（眉間），十分有效，（三分鐘）。同時，要仔細揉捏無名指。

6 治療手臂疲勞的穴道

●治療方法

這時，首先將手臂向上伸，手腕在肩膀的上方搖動，去除緊張。肩膀放鬆力量，放下手臂。要緩和殘留於手臂的疲勞與疼痛時，則如圖所示，用另一邊的指尖仔細揉捏手肘的內側及兩側。在這些部分，有曲澤、曲池、少海、手三里等穴道。

如果併發肩與頸部的酸痛時，要放鬆手臂的力量，然後，從前方往上方、後方、下方的方式大大的環繞肩膀，向前繞五次，向後繞五次。同時，食指也要一併仔細揉捏。

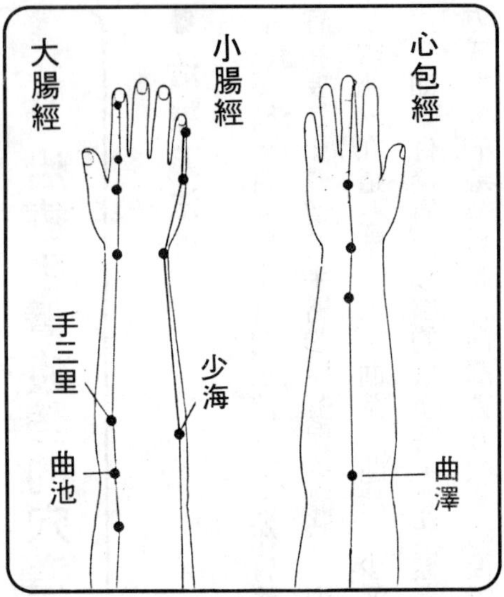

注意事項

打字員、電腦鍵盤操作員以及經常拿筆的人，往往有肩膀或手臂疼痛的苦惱。使用手指動作非常的複雜，再加上使用肌肉的動作及使用精神的作業同時進行，就會使疲勞倍增。

此外，在結束長時間整理文件的工作後，手臂也會疼痛，甚至連筷子也拿不住。這雖是暫時的症狀，但不可置之不理。尤其是高血壓者，這種肌肉疲勞的堆積，往往會導致血壓異常的昇高。

有效的方法

雙臂朝前伸展，與肩同高，手腕盡量向後搬，靜止二〇秒鐘。充分伸展從手臂到肩膀的肌肉，促進血液循環，消除手臂的疲勞。

7 治療腳部疲勞的穴道

●治療方法

方法 1 用雙手拇指指腹，好像揉捏似的按壓在小腿肚的承山，以及膝後方下的小腿肚部分。

方法 2 用拇指指腹按壓通過腳的小趾與第四趾根部中央到細骨之間下方四公分的臨泣穴。這時，要略施力量持續按壓一陣子。

方法 3 想消除倦怠感時，則刺激在腳底正中央的「足心」及湧泉穴，十分有效。用左右手的拇指，好像揉捏似的，稍微用力按壓（左右二十次）。不用手揉捏，改用踩踏核桃的方法亦可。

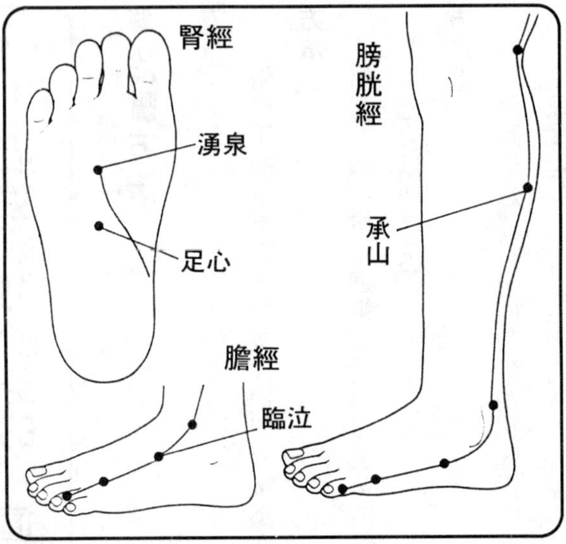

●注意事項

最近，不僅是女性，連男性也都開始流行穿高跟鞋了。最近所流行的只有鞋跟變高的鞋子，使人經常保持背部挺直的狀態，會給予腳尖過度的力量，是造成腳趾疼痛及骨變形的原因。

鞋子原本是保護腳的東西，卻成為痛苦的根源，實在是讓人感到困擾。穿高跟鞋外出，回家後，一定要認真消除腳部的疲勞。

●有效的方法

俯臥，雙腳好像以腳後跟拍打臀部似的，叭噠叭噠地拍打，非常有效。藉著有規律的移動雙腳，就能取得小腿肚與大腿前側肌肉的平衡，使腳變得輕鬆。如果腳後跟搆不到臀部，就表示大腿肌肉已經老化、僵硬。

8 治療腰部疲勞的穴道

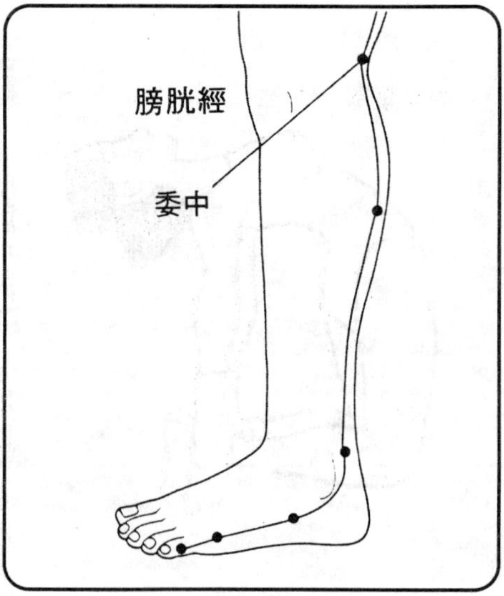

●治療方法

與腰部有關的經絡是膀胱經，其中的代表穴道是委中。坐在椅子上，拇指置於膝蓋盤上，中指搆得到的地方，即是委中穴。按壓此處，能夠鬆弛緊繃的腳部肌肉，同時，也能夠放鬆腰部的肌肉，如此即可消除疲勞。

●注意事項

傍晚，從腳到腰部感覺異常的無力，腳脖

子晃動，小腿肚浮腫——足腰的力量減弱，就會引起這些不快的症狀，使人心情變得鬱悶。

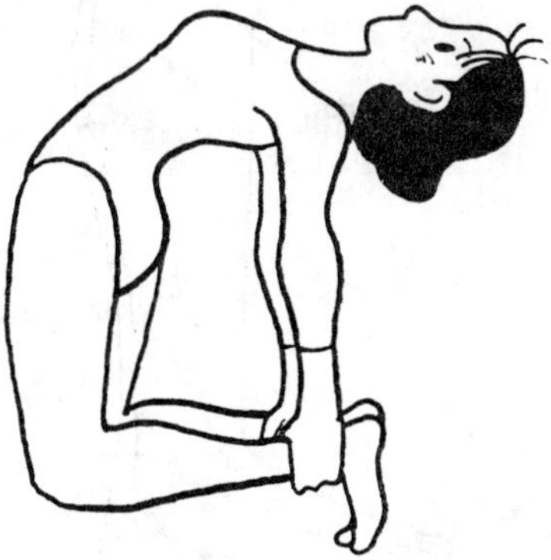
突出腹部

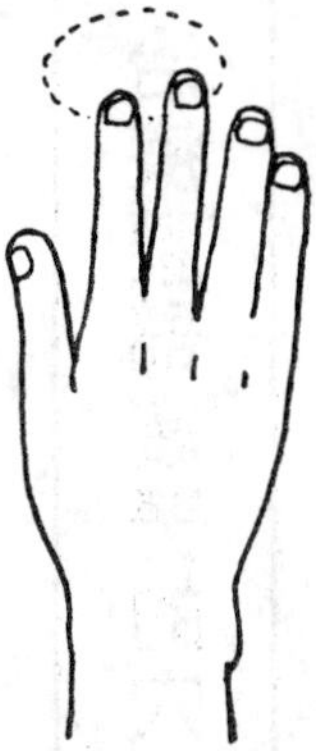
用食指與中指仔細揉捏手的穴道

這是因為白天長時間站著工作所致。長時間垂下雙腿坐著工作，也會造成這種現象。原因很多，主要是由於坐姿不良、運動不足所造成的。經常看到車上的年輕人腳伸直，淺坐在座位上，這些人的腰一定是彎的，即使想要利用腰力抬起重物，也往往在伸直腰的時候閃了腰。

長時間搭乘車子上下班的人，腳會疲勞，腰部無力，也是理所當然的事情。這時，到了公司後，也要稍微刺激穴道，藉此能夠恢復體力，舒適地度過一天。

●有效的方法

要防止腰部的疲勞或腰痛，必須挺起腰，

好像突出腹部的姿態一般。如圖所示，跪立在地，雙臂繞向後方，抓住腳脖子，挺身做深呼吸。保持此種姿勢，靜止五秒鐘，再還原（五次）。

9 治療神經疲勞的穴道

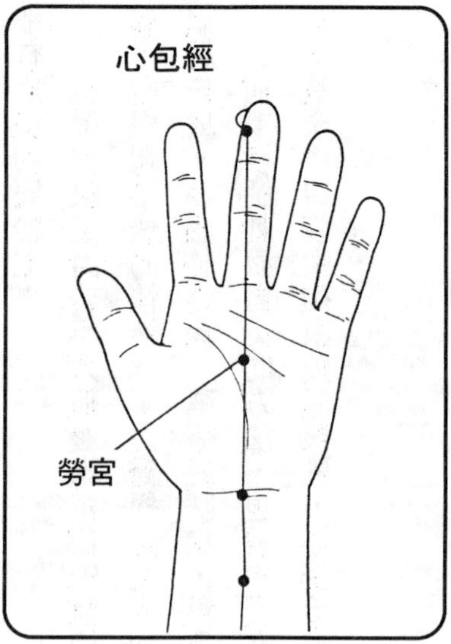

●治療方法

準備兩個核桃，參照27頁的插圖，不斷的在手中轉動著。核桃能給予手掌勞宮穴適度的刺激。口袋中可隨時放著核桃，以便於利用。

●注意事項

社會的構造漸趨複雜，變得多樣化，使得我們在日常生活中精神負擔加重。相信每個人都有焦躁的經驗吧！

這種焦躁是由於與大腦邊緣相關的情緒系列，在自己意想不到的時候興奮，刺激自律中樞，而引起不快的情緒。東方醫學認為支配精神活動的不是頭，而是臟腑。也就是說，氣魄宿於肺臟，神宿於心臟，魂宿於肝臟，意志宿於脾臟，而志則宿於腎臟。

利用核桃刺激指尖的方法，也曾出現在電影的銀幕上，例如，船長對部屬開始感到焦躁時，就會從口袋中掏出兩個核桃，並於手掌中不斷的轉動著。

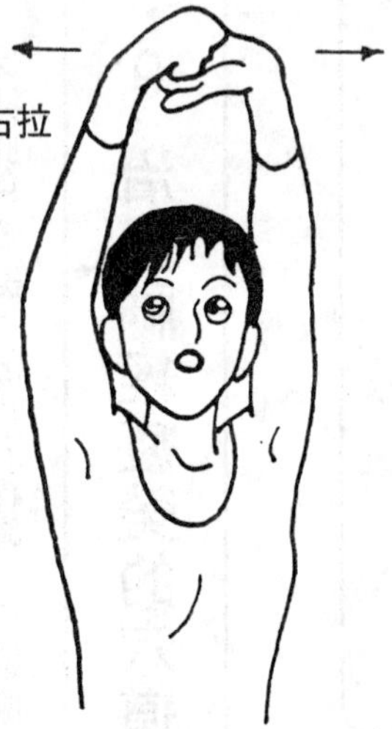

我不知道這些電影的作者是否只是因為要轉換場面而讓演員握著核桃，還是真的具有醫學的知識而考慮到這些情節。不過，我卻認為這些電影中的場面，暗示著指尖與神經的關係，頗耐人尋味。

●有效的方法

重點在於手的小指。小指屬於心經、稱為

心的經脈。這個經絡由心臟伸出，經過身體的正中央，通過橫隔膜而繞到小腸。仔細揉捏，給予刺激，然後將手伸到頭上，指尖互相勾住，如圖所示，朝左右拉，靜止五秒鐘。身體往左、往右彎曲（左右各三次）。

10 治療夏日慵懶的穴道

●治療方法

治療重點在於手的無名指。無名指有作用於內臟、神經的三焦經，用力彎曲、伸直，並用單手的拇指、食指揉捏、按摩。其次，用單手的無名指、中指、小指三指指腹揉捏手背側行經手腕中央的三焦經穴（各二分鐘）。

腳底治療的重點在於腎經。彎曲膝蓋，用無名指、中指、小指的指腹給予按壓、刺激（二〇次）。按壓這兒的重點，會產生硬塊感。如果感覺疼痛，就證明體力減退了。

早晚實行如上的方法，就能夠克服夏日慵懶的症狀。

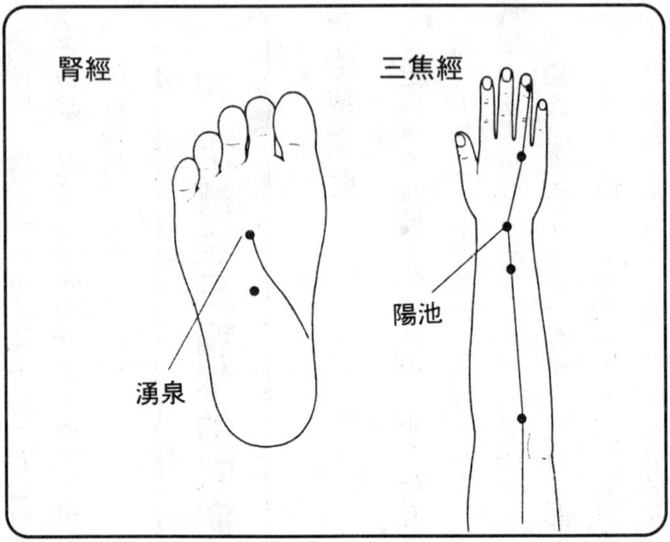

●注意事項

S先生是四七歲的部長，去年夏天，全家外出旅行時，感覺疲勞，體調崩潰。回到家後，雖然鬆了一口氣，仍覺得異常的疲憊。而且，經過一整天的休息後，到了第二天，疲勞感依然殘留。相信很多人都有過這樣的經驗。這即是所謂的夏日慵懶症。

東方醫學將這種容易疲勞的症狀稱為「虛勞」，是由於內臟或精神的疲勞所引起的。除了生病之外，生活規律的崩潰、焦躁等問題造成的疲勞，是屬於肝臟的問題。這是由於肝臟支配忿怒或悲傷等情感之故。

●有效的方法

仰躺，手朝左右張開。其次，單腳上抬到與另一隻腳垂直為止，然後，倒向相反側的腳之方向，雙腳交叉，貼於地面。

這時，肩膀不可離地，反側的腳也依同樣方式來進行。

11 治療寒冷的穴道

●治療方法

抵抗寒冷的穴道為太谿穴。這個穴道是在用指尖抵住內踝最高處再直接向後移，位於與跟腱之間的小凹洞處。按壓此穴道，會產生痲痲的刺痛感。用指尖抵住時，會感覺到動脈跳動。用拇指指腹使力地按壓感覺到疼痛為止。持續按壓四～五分鐘。

按壓太谿穴之後，再按壓湧泉穴，能溫暖足、腰。另一隻腳也依同樣方式來進行。

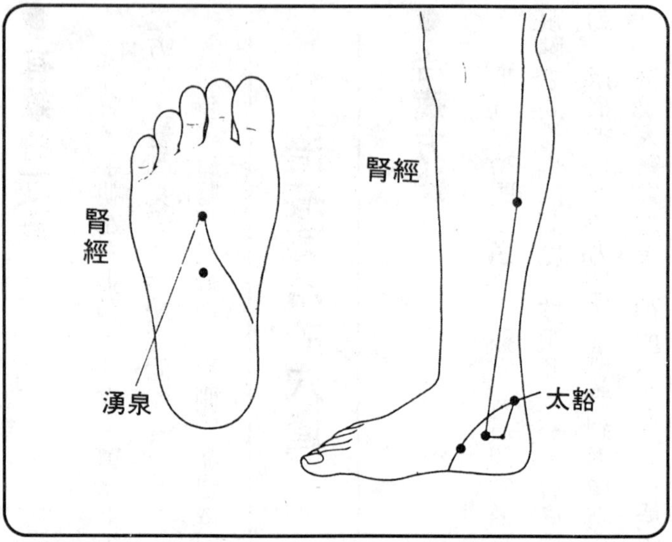

●注意事項

在歲末時節，足腰寒冷，體調欠佳的人頗多。這是由於自律神經功能遲鈍，調節血液的機能減弱，使得到達手足或腰的血液量極端減少所造成的。

人類身體的腦、胸、腹等體腔內的溫度，隨時都保持在攝氏三六度左右，而由血液負責保溫。當寒冬來臨時，要保持腦或體內的溫度，就得從手足吸取血液，使腦或體內的血液循環順暢。這時，體內的血液分佈會產生變化。一旦這種調節機能紊亂時，就會出現部分的血液量不足之「發冷」症狀。

●有效的方法

手掌交疊於胸前，好像用一隻手按壓而另一隻手承受壓力似的，持續施壓五秒鐘。重點在於必須用力進行，直到交疊的手感覺發抖為止（手更換交疊方式，各進行一〇次）。

12 治療肌肉僵硬的穴道

●治療方法

沿著腳拇趾與第二趾之間的腳背向上按壓，會發現兩根趾骨接合的部分。這個部分即為太衝穴。用拇指按壓、揉捏。

●注意事項

老化並不一定是與年齡成正比而進行的。有些人才五〇歲，但外表看起來好像是高年齡

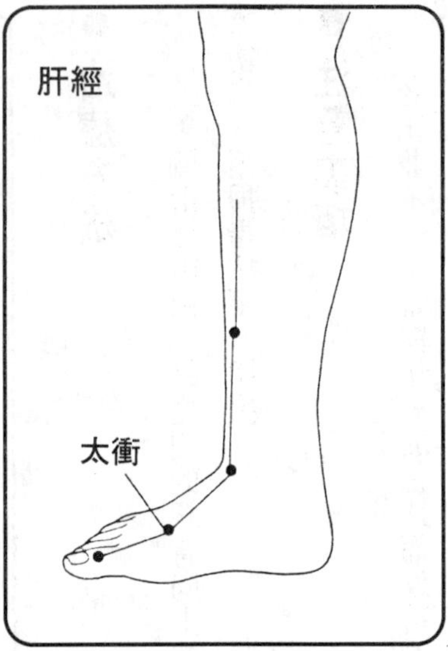

者。反之，有些人年屆七十。卻保有壯年的身體。很多人認為會隨著年齡的增長而出現關節或肌肉僵硬的症狀，因而放任不管。不過，這是錯誤的想法。必須適度而毫不勉強的活動身體，從平時就要鍛鍊，只要能夠伸展肌肉，就能夠充分防止關節或肌肉的老化。

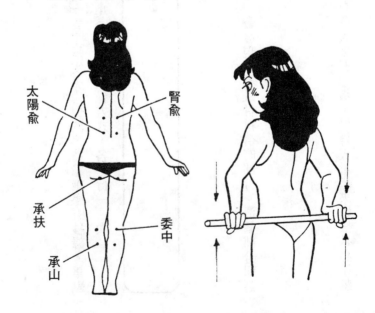

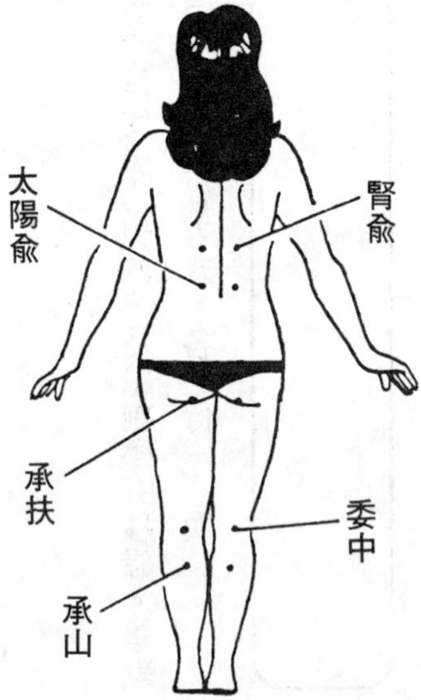

總之，當給予人體刺激時，人體就會配合而產生反應，保持生理的機能。所以，如果認為自己年事漸高而保持靜養，就會使得肌肉更為僵硬。一旦出現胃痛或下痢等內臟的障礙時，腹部周邊的肌肉會變得異常的僵硬，相信這是很多人都曾經歷過的經驗。這時，刺激體表的穴道，就能夠緩和緊張或僵硬，藉此調整內臟的功能。這也可以說是植基於東方醫學的穴道原理之一。

●有效的方法

肌肉的老化、僵硬會出現在膀胱經（＝作用於膀胱的經絡）。因此，給予膀胱經的各穴道刺激，是有效的方法。如圖所示，指尖用力緊握長約一公尺的棒子，以各部位為主，上下移動。一個部位重複移動二十次。

13 治療頭暈的穴道

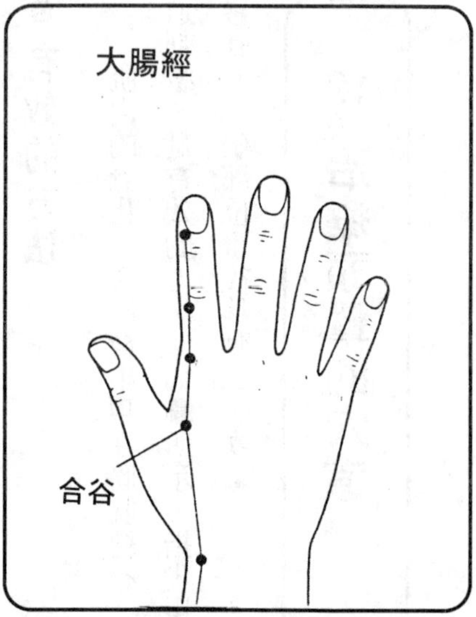

●治療方法

方法1

將「核桃」塞在拇指與食指之間，用另一隻手的手掌轉動核桃，給予輕微的刺激（二十次）。

用另一隻手握住手腕，使兩手的手腕旋轉（十五次）。

●注意事項

頭暈包括搭乘升降梯時所出現的浮動性頭暈，或到遊樂場坐摩天輪時所出現的旋轉性頭暈。

另外，長時間坐在椅子上而突然站起時，覺得耳鳴，眼前一片黑暗——相信大家都曾有過這種體驗。

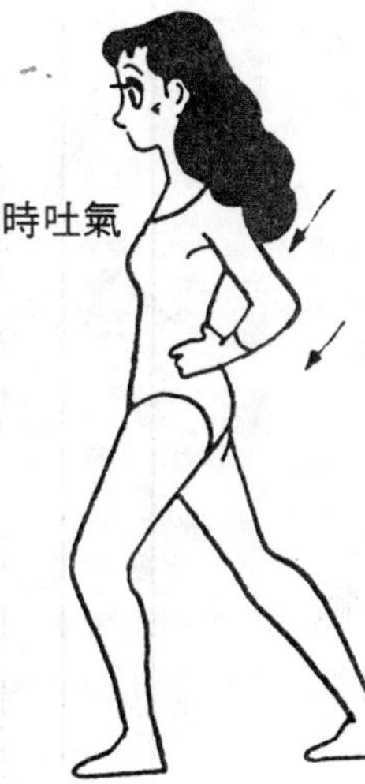

在按壓時吐氣

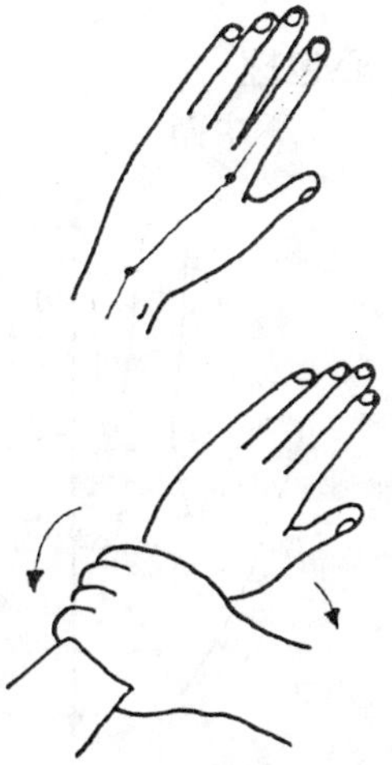

好像扭轉手腕似的

原因在耳內保持身體平衡的機能或腦部出現障礙、睡眠不足、過勞、血壓異常、自律神經失調、腦貧血等。

東方醫學將頭暈稱為眩暈。原因在於腎虛，也就是生命力所存在的腎的精氣不足。使平衡器官的耳之作用衰退所造成的。

●有效的方法

胃腸的功能不良，水分代謝異常所引起的水毒，會造成頭暈的症狀。這時，用拇指抵住背骨側或腰部，同時，上身後仰，拇指由上往下緩緩地移動，按壓。重點在於按壓時要吐氣（三分鐘）。

14 治療心悸、呼吸困難的穴道

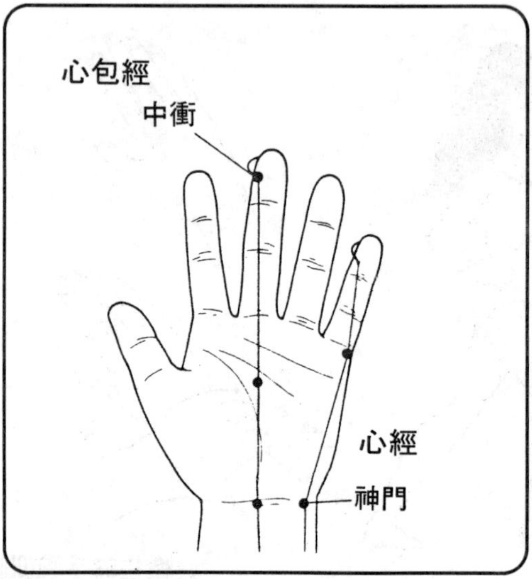

●治療方法

東方醫學認為人類的手聚集了很多的經絡或經穴，只要給予刺激，就能使內臟保持健康的狀態。像心悸或呼吸困難時，表示控制心臟或神經系統的心經與心包經有問題。

心經分佈於手掌的小指內側；而心包經則分布於中指的正中央。刺激重點，如圖所示，心經的刺激重點在手腕附近，心包經的刺激重點則在中指前端。用反側的手掌對此兩個重點重複數次地按壓、刺激。

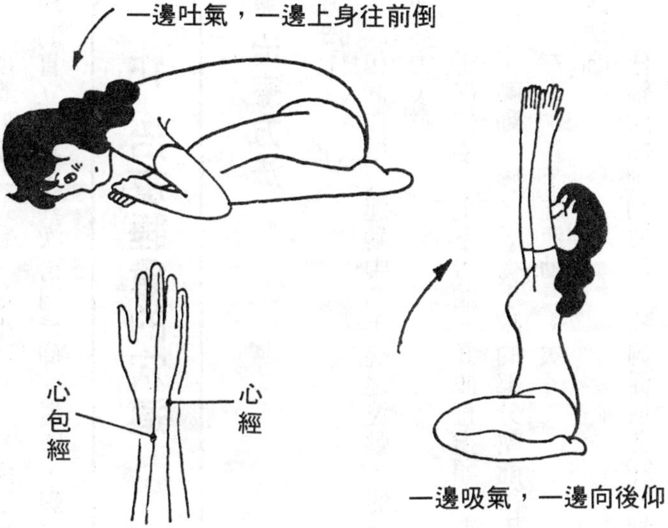
一邊吐氣，一邊上身往前倒
心包經
心經
一邊吸氣，一邊向後仰

●注意事項

雖然沒有進行劇烈的運動，卻出現心悸、呼吸困難的症狀，這是屬於神經性的問題，多半是心臟或呼吸器官有毛病所造成的。

如果是來自心臟的疾病，可能隱藏著因發作性而造成的心肌梗塞等重大疾病，一定要遵從專門醫師的指示。五二歲的U部長服務於商事公司，身材略胖，除了心悸、呼吸困難之外，還有頭痛的毛病。以手腕為主，給予刺激，經過十天，消除了肩膀酸痛、頭痛等症狀。三個月之後，不安感一掃而空。

●有效的方法

所謂的全身運動，是指正坐，一邊吐氣，一邊上身往前倒，停止呼吸一～二秒鐘，再靜靜的直立上身，其次再向後仰。這時，靜靜的吸氣，重複進行一〇次。

15 治療睡意的穴道

●治療方法

方法1 包含在指尖運動中的手腕之運動，能夠刺激肺經、心包經、心經等身體各部分的經絡，使活力復甦。

①握住手，上下彎曲。②伸直指頭、上下彎曲。③握住手、左右彎曲。④拇指在中央握住手，轉動手腕。⑤從手腕的部分朝前後用力搖動。⑥用拳頭仔細摩擦另一隻手。左右、各手腕運動三十次。

方法2 仔細揉捏腳的拇指。能夠促進從肝臟到腦的血液循環，消除睡意。

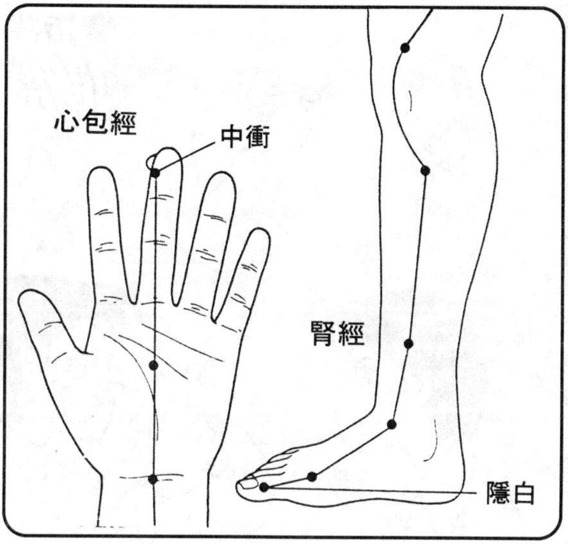

●注意事項

早晨起來，仍然充滿著睡意。如果勉強起身，會感覺非常的不舒服，頭腦不靈活，整個上午都無法湧現工作的氣力，這是三十幾歲、四十幾歲工作力旺盛的人經常出現的情形。

當然，這可能是睡眠不足或宿醉所致。但是，這些人多半是精神、肉體疲勞，造成自律神經功能遲鈍，因此，白天發揮作用的交感神經與夜晚發揮作用的副交感神經切換不順暢，故早晨起不了身，即使起身，頭腦也無法靈活運作。

此外，低血壓時，也會有早晨醒來感覺不快的現象。迎接這樣的早晨，當然無法成為人生的勝利者。為了讓頭腦隨時保持清醒，必須調整全身的機能，使自律神經的功能活絡。

●指尖遊戲

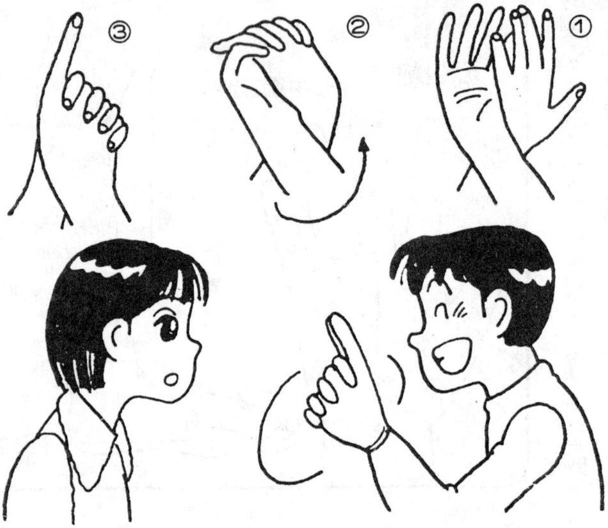

循環於手的經絡數目，在手臂有三條，在手掌有三條，雙手共計有十二條。從手開始的這些經絡，通過指尖，能夠將刺激傳達到體內。可將這些刺激納入遊戲中，和朋友一起玩這類的遊戲，也是一件樂事。

與對方面對面，雙手交疊，然後，手臂轉向內側，置於臉的前方。準備好了之後，用嘴巴向對方做出指示，如「右手食指」、「左手小指」，請對方依指示活動手指。

當對方陷入惡戰苦鬥之際，你不要扭轉雙手，將兩手交疊，然後朝左右扭轉。這時，對方看來會覺得你的手原本是交疊著，這時，你說「仔細看哦」，讓對方看交疊扭轉的手，然後說「吔」，揮動一下交疊的手，又恢復原先雙手十指貼合的姿勢，相信這一定會讓對方嚇一大跳。

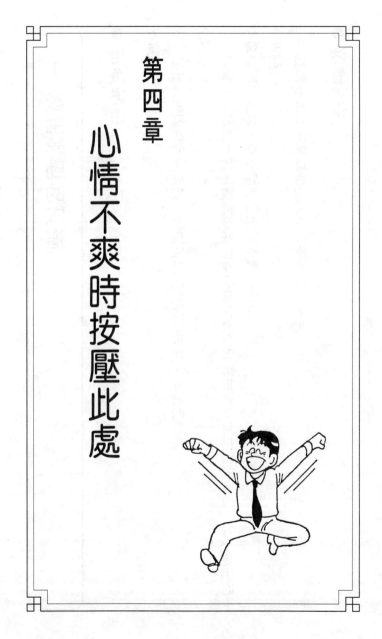

第四章

心情不爽時按壓此處

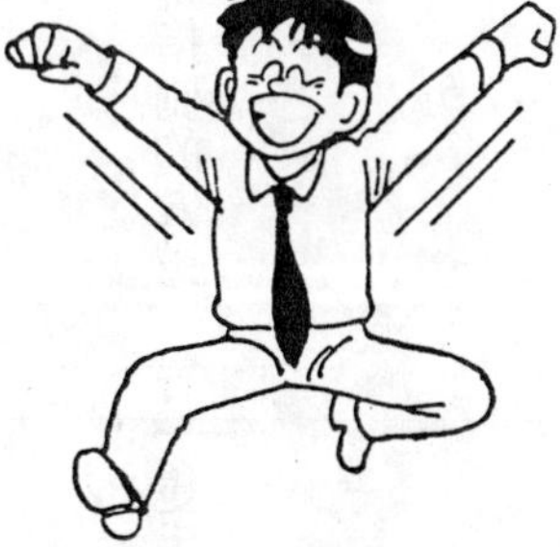

1 產生幹勁的穴道

●治療方法

方法1

用力按壓腳底的湧泉穴。湧泉穴是能夠產生耐性、幹勁的名穴。

方法2

用彈珠、高爾夫球或核桃等抵住在手背側食指與拇指根部食指側的穴道。另一隻手的手掌轉動這些道具，給予輕微的刺激（雙手各三十次）。

方法3

刺激手肘拇指側彎曲的穴道（雙臂各二十次）。

●注意事項

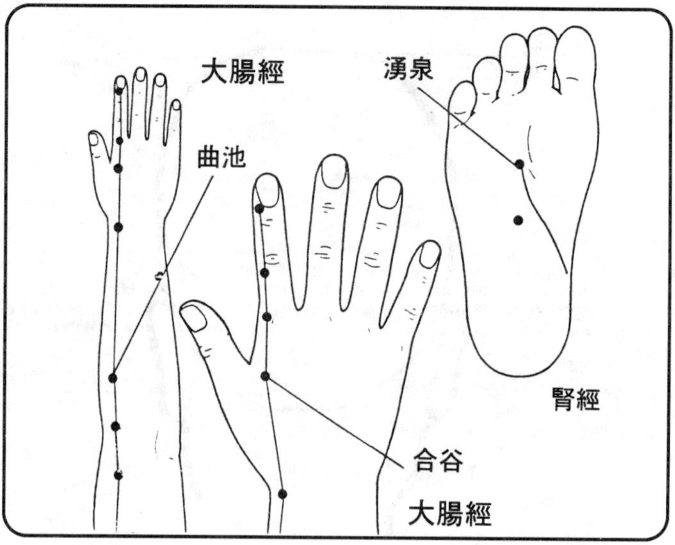

雖然沒有疾病的徵兆，卻無法湧現幹勁，注意力不集中，你是否有過這般的經驗呢？如果是老人的話，還情有可原，但是，工作力旺盛或年輕人之中，很多人都有這種困擾。這時，調整體調為第一要件。

▼幹勁體力測驗▲

雙臂自然下垂，貼於身體的兩側，拇指放中間用力做出握拳的動作，腳尖併攏站立。從這個姿勢到屈膝、放低腰部而採中腰姿勢為止，然後靜止五秒鐘。

這時，手臂為了求取平衡，可以朝前伸出，但是，腳跟必須貼地。你的情形符合以下的哪一項呢？

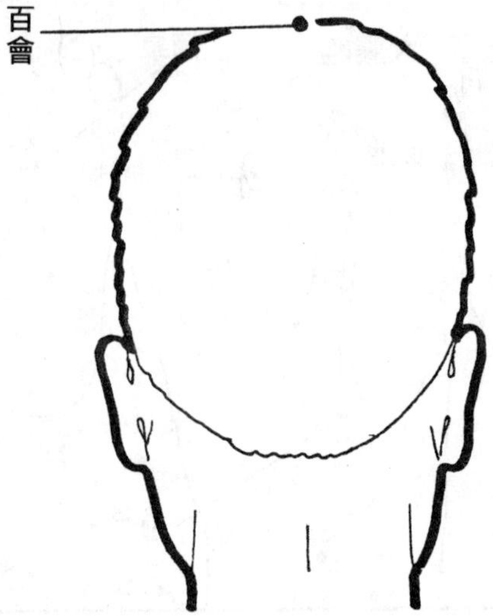

①做不到②稍微踮起腳跟時可以做到③如果只保持三秒鐘，則可以做到④保持五秒鐘以上也ＯＫ。

如果屬於①②，就必須要努力創造能產生幹勁的體力了。

●有效的方法

雙手中指重疊，用力按壓在頭頂上左右耳上端連接的線以及後頸窩（後脖勁的中心點）伸出的中心線連結的百會點。這個穴道對於治療頭痛有效，具有使頭腦清醒的效果。此外，如果不用中指按壓，而改以刺激心包經，則能使頭部與胸部的狀態更為清晰。

還可以用雙手中指按壓後頸窩。後頸窩與

百會點同樣都是使頭腦清晰的穴道。

2 增強意志的穴道

●治療方法

方法1

用另一隻手的拇指與食指仔細刺激、揉捏拇指的兩側。這兒的少商穴能作用於肺，使得呼吸穩定，具有增強意志的效果。

方法2

以另一隻手的拇指用力按壓在左右拇指根部下方的魚際穴。刺激此處，則由於拇指與大腦有關，因此，能夠使得頭腦運作靈活。

方法3

按壓腳底正中央稍前方的凹洞。這個湧泉穴，是著名的元氣穴，能夠使得頭腦清醒。

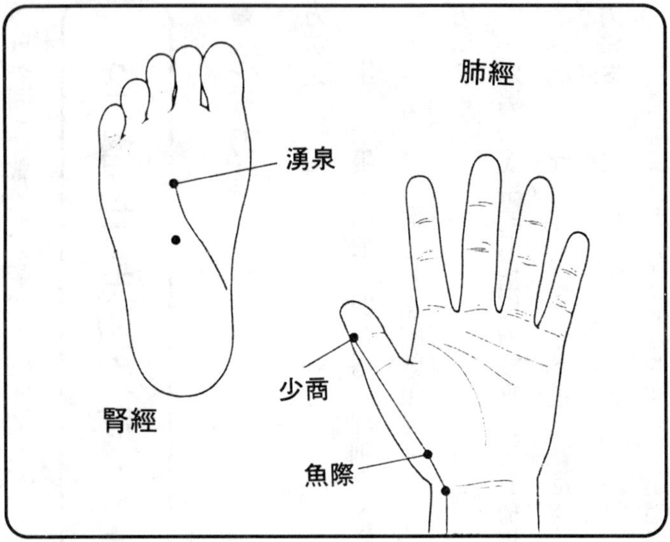

●注意事項

在競爭激烈的時代中，學生需要參加升學考試，畢業後，又要參加公司的考試。在社會上工作，會面臨各種競爭。從中小企業到大企業，不論你是否喜歡，都會被迫捲入競爭的漩渦中。

要於這種狀態下生存，必須具備著能夠從身體湧現出來的「健康」與「堅強的意志」。

增強意志的方法，首先就是要製造自己周圍的印象。例如，美國實業家保羅・J・邁亞即是用此方式得到成功。其方法，就是將世界首富及長壽者的照片置於眼前，每天凝視，並且激勵自己要和他們一樣。結果，建立了他今

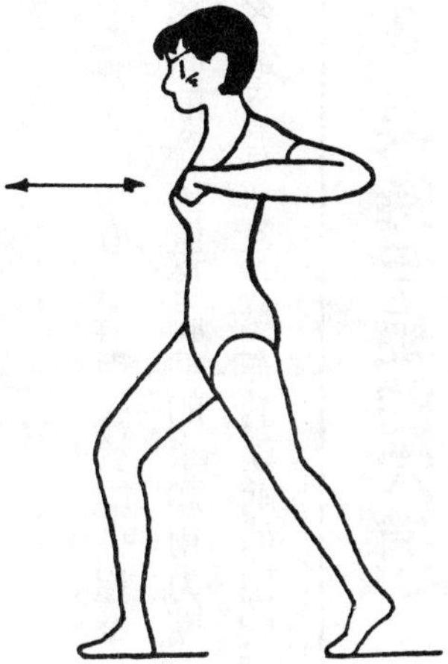

腳的趾頭用力

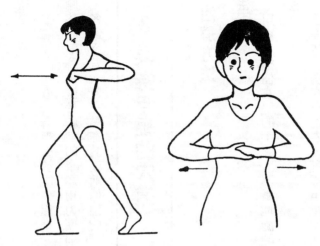

互相拉扯

日的財富與健康。

這種做法，即是給予自己一個積極的目標，使這種印象不斷地彰顯。這是任何人都可以做到的。

意志力薄弱時，呼吸自然會變得短促。感覺到這種狀況時，調整呼吸的方法，即是要進行深呼吸，用力於肚臍下方的丹田。

●有效的方法

方法1

雙手好像連結器似的，在胸前上下交疊，指尖用力。一邊由口中吐氣，一邊將手指朝左右拉。吐氣結束後，放鬆力量，由鼻子吸氣。重點是力量要集中於無名指。

方法[2]
單腳伸向前方，拇指置於中央握拳。雙臂彎曲，置於胸前，由鼻子吸氣。然後，重心由後腳移向前腳，置於胸前的拳頭用力朝前方伸出，張開指尖。這時，口中吐氣。更換腳的位置，各進行五次。重點在於朝前伸出的腳趾尖必須用力。

3 保持年輕的穴道

●治療方法

方法[1]
用右手握住左手的手腕，不斷地旋轉摩擦。

方法[2]
洗澡時，躺在浴缸內，輕輕用指尖揉捏腳的拇趾、食趾。

方法[3]

以反側的中指指腹用力按壓腳內側拇趾根部膨脹的後方附近。這時，重點在於一邊吐氣，一邊用力按壓。

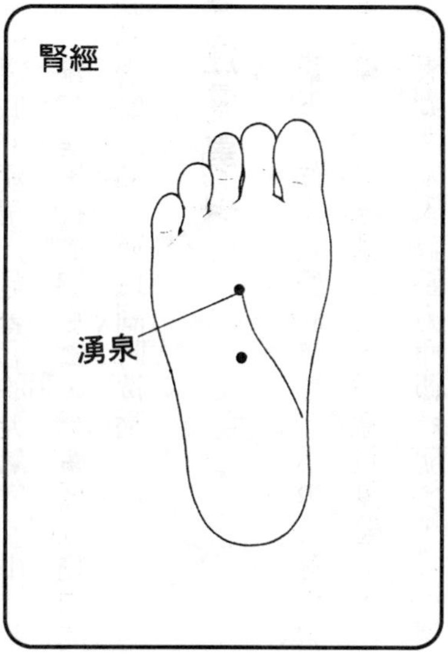

●注意事項

經常藉著運動來鍛鍊身體的人還不要緊，但是坐辦公桌的上班族或家庭主婦，過了三五歲之後，身體或多或少都會出現一些障礙。不過，每天按壓穴道，就能防止疾病的發生，保持年輕。人類當然不能將肉體與精神分開來考慮，兩者具有相互的關係。當精神壓力積存時，肉體也不可能得到健康。當身體疲勞時，心靈也不可能健全。

我小時候體弱多病，經常去看醫生，隨著年齡的增長，身體慢慢獲得健康。於是，根據以往的經驗，當我遇到一些自認為與生俱來身體較弱的人時，我往往會建議他們捨棄這種先入為主的觀念，經由正確的方法多加努力，就能夠擁有健康的肉體。

東方醫學認為要防止身體的老化，需要「強壯脾臟與胃腑，不可減弱腎臟的力量」。

4 防止精力減退的穴道

●治療方法

腳底的湧泉穴是著名的元氣穴。用雙手食指指腹按壓此處。

湧泉是腎經的出發點，具有增強精力的效果。此外，腳的太谿、三陰交、中都，也是增強精力的穴道，可以同時按壓。

●注意事項

最近工作力旺盛的男性，不少人有精力減退、性慾衰退的苦惱。我的朋友在四十歲時，也曾經表白自己對女性不再感到興趣了。在公司裡，他是一名中堅份子，承受來自上下的壓力。看到朋友因為壓力而即將崩潰，我深深覺得精力減退也是現代病之一。

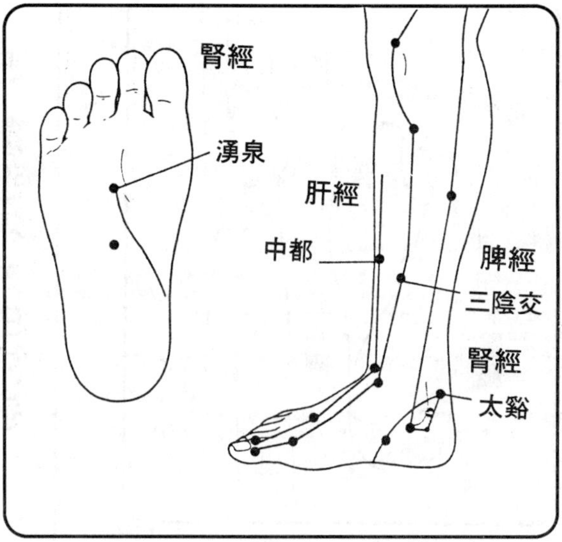

二十歲左右，是荷爾蒙分泌的巔峰期，然後慢慢減少。隨著體力、氣力的衰退，精力也會減退，這是自然的趨勢，是無可厚非的事情。不過，如果因此而喪失自信，反而會使情況更為惡化。

這些現象，主要是腎經、膀胱經異常，性荷爾的分泌或血液循環不良所致。首先，要賦予這些經絡活力。

此外，精神的影響也不容忽視，因此，要高明地轉換自己的情緒，努力消除壓力。

●有效的方法

足腰孱弱，精力也會跟著減退。因此，首先要鍛鍊足腰。早上上班時，可以抓住車上的吊環，練習單腳站立。看似簡單，卻是格外的吃力。每過一站，就換腳練習，一定能夠鍛鍊出強健的足腰來。

5 創造精力的穴道

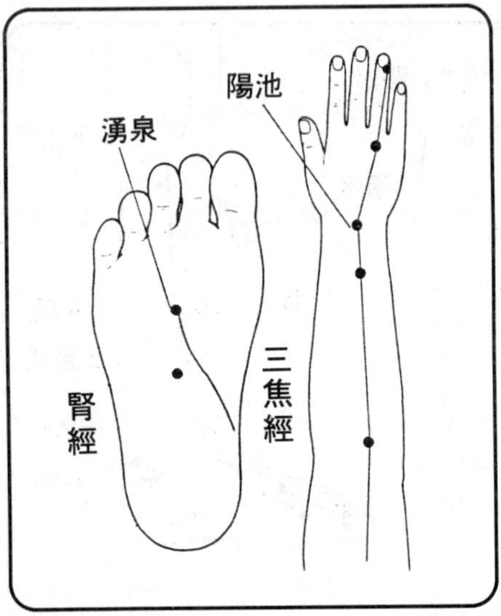

●治療方法

在手的無名指背側的陽池穴，是增強精力的穴道。用食指給予刺激，就能產生效果。

此外，在腳底中央稍微靠近腳趾的湧泉穴，也要利用雙手指進行按壓。

這是著名的元氣穴，也是能夠增強精力的有效穴道。

●注意事項

生存於複雜的現代社會中的人，或多或少都得面對壓力。不論是工作場所或學校的人際關係，或是位於組織的齒輪的立場、家庭內的糾紛、情報的氾濫所造成的影響等，都是引起壓力的原因。

使壓力迅速消除，強化精力，可以說是生存在現代社會的重點之一。常聽人說，老化從腳開始，事實上，要保持年輕，過著生氣蓬勃的生活，就必須要經常爬樓梯、慢跑，從事一些與腳有關的運動。東方醫學在創造體力方面，認為要將一個人與生俱來所保持的氣的能量，與後天人類由自然界所攝取的能量都順調的保存在體內，並加以利用。只要體內充斥著氣的能量，就能夠擁有旺盛的體力。反之，如果不足，就表示體力減退了。

●有效的方法

在我的教室裡實行短時間創造精力的方法，稱為「緊縮法」，十分有效。就是用雙臂抱膝，蹲在那兒，用力將膝蓋拉向胸前的方法。能夠促進新陳代謝，溫暖身體，創造精力。持續這個運動，也能夠使小腸、肝臟變得強壯。

此外，如圖所示，坐在椅子上，單腳翹在另一隻腳上，上腳對下腳、下腳對上腳用力似的，交互用力五秒鐘，然後放鬆。這個動作換腳交替進行，各實行八次。這時，重點是用力時要緊縮肛門。

6 消除焦躁的穴道

●治療方法

方法1

以手的拇指為重點，進行刺激，漸漸加諸力量按壓。焦躁時，利用這種方法，能鎮定心情。

方法2

同時，感覺好像將腳的拇趾往上拉似的，加諸力量。目的是刺激在根部的太白穴，如此即可消除焦躁與倦怠。

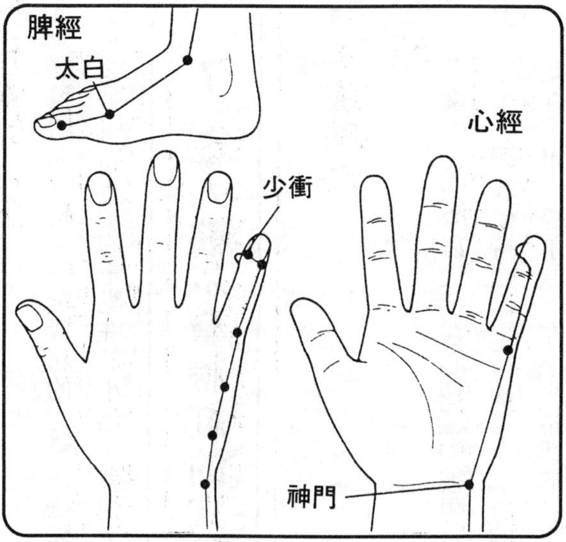

重點在於手小指尖端的少衝穴。一邊揉捏，一邊使其向後翻轉，加諸強大力量。以此動作刺激神門、刺激頭部，能夠治療神經衰弱症。

●注意事項

有些人在焦躁時，會拼命晃動雙腳，這是在無意識之中抑制血液上衝到頭腦的動作。焦躁會使大腦邊緣系統興奮，結果，使在小腦下方延髓的自律中樞受到刺激，引起不快的情緒。這個反應，當然會影響全身的機能。因此，焦躁對荷爾蒙或神經都會帶來不良的影響。

也許很多人認為只要刺激在頭部的諸多穴道，即可撫平焦躁的情緒。不過，東方醫學認為重點不在頭部。人類的精神活動受到臟腑所支配，因此，撫平焦躁的重點，是在於背部第三胸椎處隸屬於膀胱經的肺兪、心兪及足三里，還有在腳脖子內側的太谿。

● **有效的方法**

輕輕闔上眼睛，放鬆肩膀的力量，去除體內的緊張。淺坐椅子上，腳尖上抬，踮起腳脖子。腹肌用力。手的重點在於小指，要用另一隻手的指尖輕輕揉捏小指。

7 在人前不會臉紅的穴道

● **治療方法**

方法1

手掌中央的勞宮穴，在心包經中被視為是有助於治療精神的穴道。以兩手的中指用力按壓，闔眼，頭腦保持空白，持續一～二分鐘，就能夠使精神統一。

此外，用一隻手握住左手小指與無名指，大大的吸氣，用力的由鼻子吐氣，重複三次。

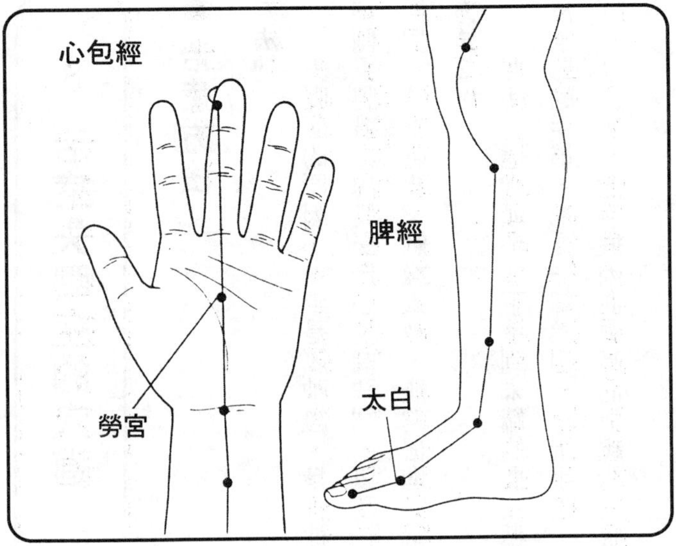

這樣就能夠有效的安定情緒。

方法2

腳的太白穴是鎮定焦躁的穴道，事前宜用力按壓。

●注意事項

經常因為緊張而臉紅、開不了口，在考場上，因為焦躁，腦海中變得一片空白，無法展現實力——相信很多人都曾有過這樣的經驗。這即是所謂「臉紅」的現象。

儘管擁有再高的智商或才能，但往往因為膽小或神經質，使得智能無法充分。在現實生活中，遇到臉紅狀態時，宜趕緊摒除雜念，使精神統一。

8 治療失眠症的穴道

●治療方法

方法1

失眠症的原因，多半是屬神經、精神性的原因。用手的拇指與食指從兩側好像夾住在手掌側手腕皺紋內側屬於心經的神門，以及在腳拇趾指甲生長處屬於肝經的太敦，用力按壓、揉捏，給予刺激。刺激太敦，能夠促進安眠，即使清醒時，也感覺神清氣爽。

方法2

要使上達到頭部而下達到末端的血液循環良好，首先，要按摩整個手。從手掌到手背以及全部的手指，都要仔細揉捏，拉扯手指。同時，也要按摩腳。以腳底的湧泉為主，用力敲打一〇〇次。能治療因血壓高而引起的失眠症。

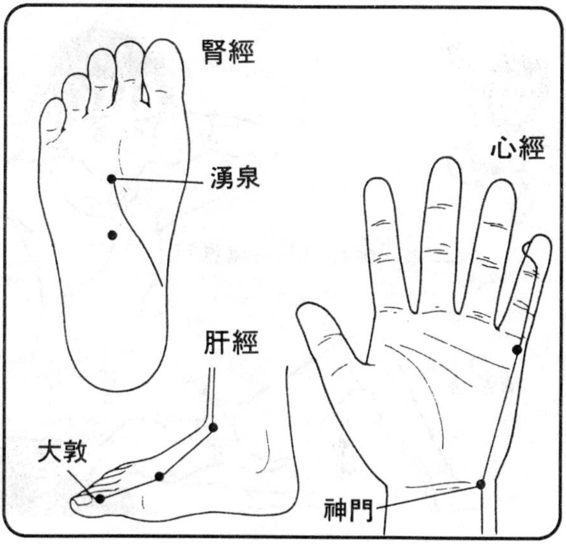

●注意事項

失眠症包括不易熟睡，睡眠較淺、容易驚醒等，堪稱是代表性的現代病。任管理職或精神壓力過剩的人，較為常見。

失眠原因如果不是高血壓，胃腸病等重大的疾病，則不單只是睡眠的問題，只要努力去除伴隨失眠而產生的頭痛、肩痛等症狀，就能夠自然熟睡。因此，自己也必須要先保持精神的安定。

為了讓幼兒入睡，母親會唱搖籃曲，或是輕拍幼兒的臀部。輕拍的動作，能夠穩定幼兒的情緒；同時，也能夠使幼兒頭的血液下降，產生睡意。由此可知，使上衝到頭部的血液下降，是必要的措施。故使手腳保持溫熱，便能得到熟睡；同時，也要努力去除頭痛或後脖頸

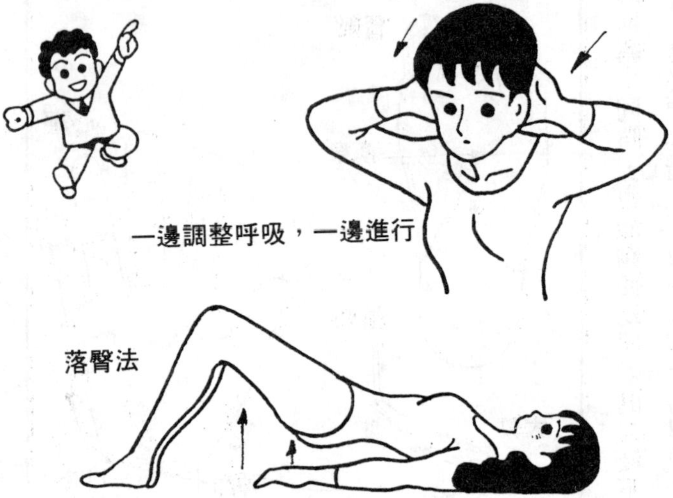

、肩膀的酸痛。

●有效的方法

方法①

運動時，要以在頭後方髮際左右的天柱穴為重點，用拇指指腹輕輕按壓耳下，給予刺激，同時，手肘朝前後活動，靜靜的調整呼吸（十五次）。

方法②

頭腦清醒，無法成眠的人，非常適合採用「落臀法」。經由我的學生實際體驗，證明這個方法十分有效。躺在地板上，膝蓋朝上直立，肩、腹、膝蓋保持一直線，身體呈現上浮的姿勢，持續忍耐到無法承受為止，突然放鬆全身的力量，臀部「砰」地往下落。這個方法進行五次。藉此能夠得到愉快的睡眠。

第五章 輕微疾病按摩此處

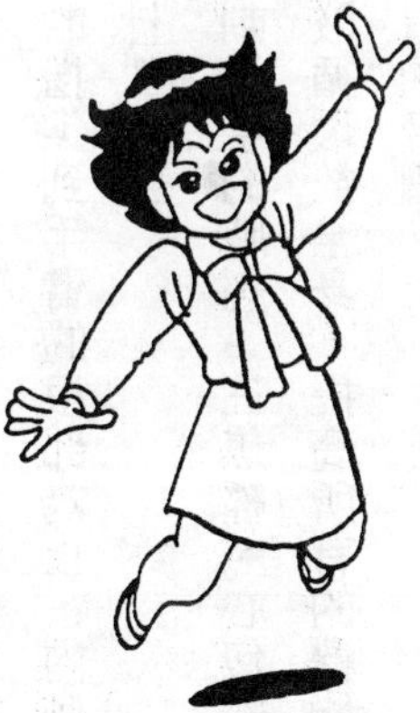

1 治療感冒的穴道

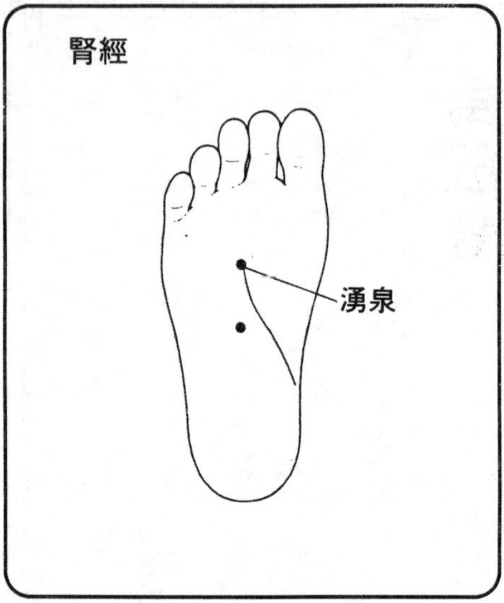

●治療方法

方法1

手掌貼合，摩擦三分鐘，用發熱的手掌從另一隻手的指尖到手臂的根部為止，內側與外側都要往上摩擦。

這是刺激手的肺經、三焦經、心包經、心經，使血液循環於全身，提高所有的機能，創造抵抗感冒的身體。

方法2

由於腳的湧泉是產生元氣的穴道，因此要

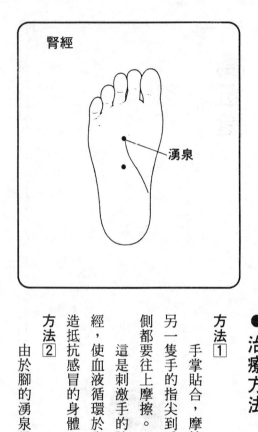

以雙手的拇指用力按壓。

方法3

腳底盡量不要離地，腳趾用力朝上翻轉三〇次。如此就能刺激從腳的湧泉通往下腿內側，到達背部腎臟通往胸骨內側，到達頸動脈的腎經，使活力復甦。

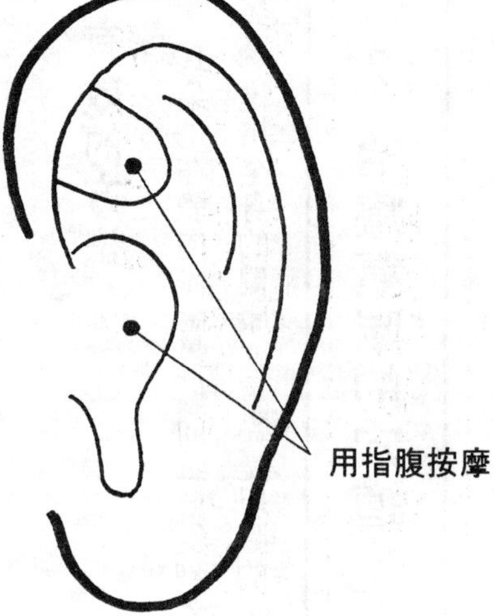

●注意事項

「感冒是萬病之源」，在罹患感冒時，當然要接受專門醫生的建議，及早加以治療。但是，前述的基本重點之刺激與按摩法，能夠預防感冒或治療輕微的症狀。這個方法，被稱為具有「乾浴」的效果。

東方醫學認為「感冒」是邪氣由外部進入體內所引起的。因此，平日難耐寒冷或虛弱體質的人，對於「來自外部的邪氣」抵抗力較弱，所以在天氣變化或持續承受繁重的工作時，就容易感冒。為了加以預防，平時就要鍛鍊身體。

●有效的方法

耳朵是在體內體溫最低而且會受到外氣寒冷刺激的部位。保護耳朵，不受寒冷的侵襲，就能夠維持全身的健康。重點是以圖的•記號為主，用指尖的指腹仔細揉搓一分鐘。

2 治療氣喘的穴道

●治療方法

要使急速發作症狀停止的預防法如下。首先，手掌朝上，置於身體的前方，用反側的手握住手腕，從拇指尖端就能夠感覺到脈搏的跳

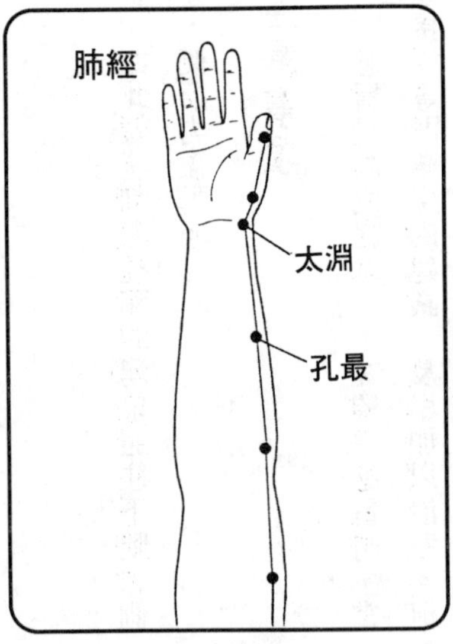

動。這兒有經渠穴。用拇指尖端輕輕按壓此穴即可奏效。

經常進行這個動作，並養成習慣。

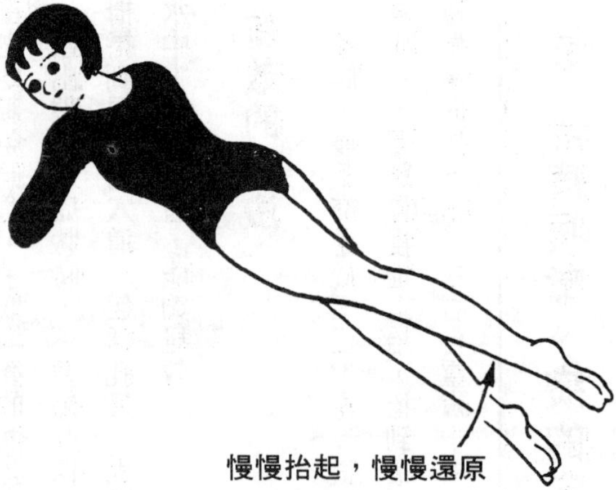

慢慢抬起，慢慢還原

●注意事項

堪稱文明病之一的氣喘病之患者與日俱增。當然，大氣汚染等公害所造成的影響，是不容忽視的。不過，運動不足，造成體力的虛弱化，也是誘因之一。當出現氣喘發作時，會出現喘息聲，呼吸困難，顏面蒼白，有時持續三十分鐘到數個小時，有時持續數日，沒有這種經驗的人，是很難了解箇中的痛苦。

有關氣喘體質，在食物方面，東方醫學認為有喜歡攝取「辛」的食物，例如，芥末、咖啡、酒、茶等刺激食物的傾向。為了改善體質，首先要避免偏食，求取均衡的飲食生活。

當出現發作症狀時，不要勉強採取正確的姿勢，維持原狀，用指尖輕輕按摩屬於肺經的從拇指到肩膀的穴道，包括孔最、太淵等穴道。或是採用熱手浴，亦即將手浸泡在四五度的熱水中十分鐘左右，能夠見效。

●有效的方法

俯臥，雙手交疊於下巴下方。這時，屬於肺經的拇指朝內側彎曲，從鼻子靜靜地吐氣。如圖所示，單腳慢慢地上抬，抬到最高點之後，停止呼吸三秒鐘。然後，一邊由口中吸氣，一邊慢慢的放下腳。左右各重複十次。

3 治療咳嗽、痰的穴道

●治療方法

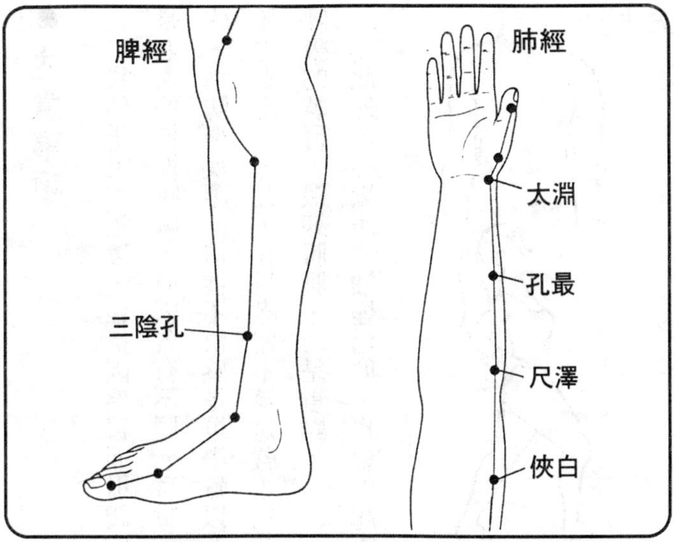

方法1

首先，用另一隻手的拇指指腹，對於治療咳嗽最為有效而屬於肺經經絡的重點，亦即從拇指到太淵、孔最、尺澤、俠白等穴道，從拇指開始，依序朝身體內側的方向持續按壓五秒鐘，進行五次。尤其是手臂的俠白、孔最，是去除咳嗽或痰的名穴。當出現劇烈的咳嗽時，只要按壓立即見效。

方法2

用拇指指腹按壓在腳內踝上七、八公分處的三陰交，頗見效果。這是屬於脾經經絡通過胸部的重要穴道。也可以使用核桃按壓五秒鐘，各實行五次，。此外，三陰交對於治療腳的寒冷，也很有效果。

●注意事項

我們所說的咳嗽，包括因感冒而引起的咳嗽，或是因支氣管炎，氣喘所引起的咳嗽，或是老人的慢性咳嗽，原因各有不同。咳嗽本身是去除因為呼吸而在空氣通道引起的發炎症狀的一種防衛反應，這種不快感是筆墨難以形容的。尤其是老年人或小孩的劇烈咳嗽，會導致體力衰退，因此，在咳嗽還不算是嚴重的時候，就要趕緊加以處理。活動橫隔膜或進行腹式呼吸的練習，鍛鍊腹肌，乃是重點。

此外，心臟病或抽煙過度，也會引起咳嗽。如果因為重症咳嗽而危及生命，則需要接受專門醫生的治療。東方醫學認為這些患者多半屬於虛證，亦即虛弱體質的人。

方法1

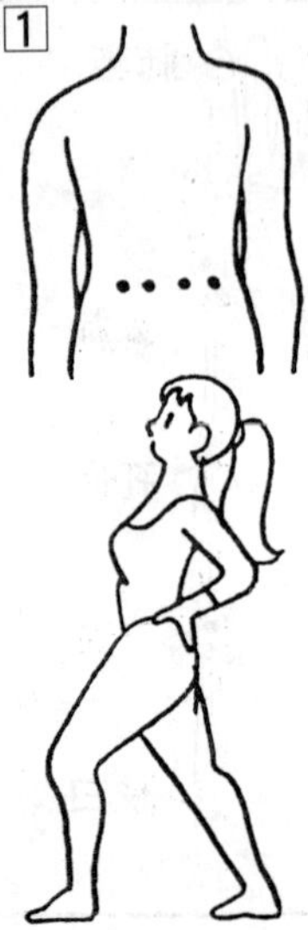

●有效的方法

方法1

雙手的食指、中指、無名指、小指抵住腰

方法②

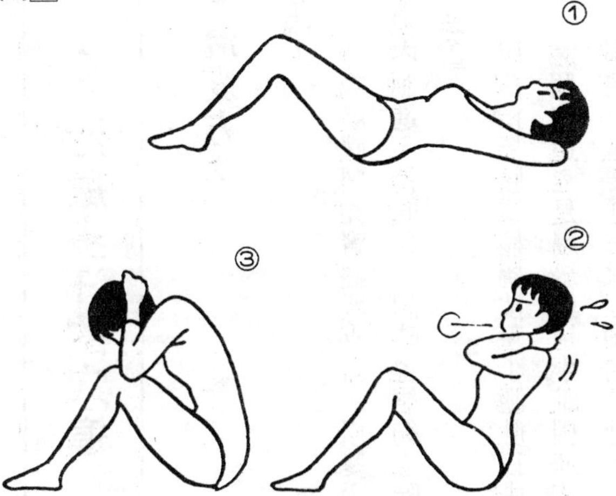

部，拇指夾住腰部，從鼻子用力吸氣，使腹部膨脹。然後，靜靜的由口中吐氣，身體向後仰，用雙手的四指壓入腰背部。結束吐氣後，慢慢的還原上身，調整呼吸，再繼續進行（早午晚各十次）。

方法②

①仰躺，膝蓋打直，雙手交疊於頭後方，靜靜調整呼吸。

②上身靜靜仰起，由口中吐氣。

③臉貼近膝蓋，好像要偷看肚臍似的（六次以上，十次左右）。

利用此運動，能夠習得腹式呼吸的方法，鍛鍊腹肌。如果上身不易挺起，請他人為你按住腳脖子。是否能夠迅速抑制咳嗽的發作，關鍵在於是否能夠巧妙的吐氣。若要巧妙的吐氣，絕對要練習活動橫隔膜的腹式呼吸。

4 治療多汗的穴道

●治療方法

方法1

汗為膀胱經和腎經所支配，用雙手中指指腹按壓腎經的湧泉穴有效。不僅能夠停止通過下腿內側進入腎的汗，同時也能夠去除倦怠。

方法2

用拇指指腹或核桃按壓小腿肚正中央的承山穴。這個穴道也是屬於與足小趾相連的膀胱經，十分有效。同時，也要仔細揉捏腳的小趾。

在手掌、手腕拇指側的根部，靠近手腕關節附近的凹陷處，稱為大淵穴，是原穴，是調

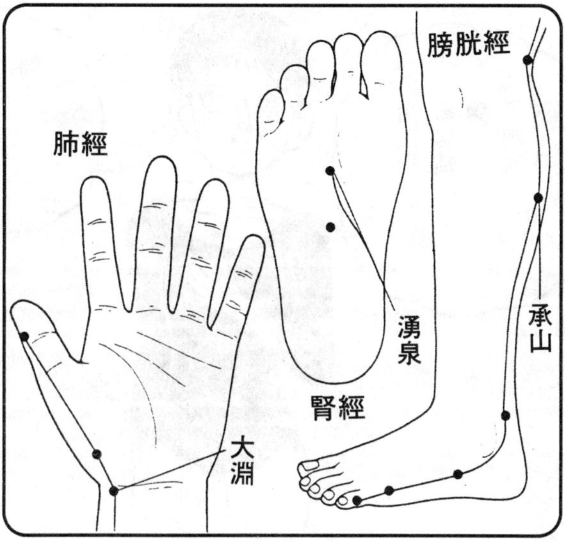

節整個肺功能的重要部位。東方醫學將汗的調節視為是肺臟的作用，對此穴道，以四指（食指、中指、無名指、小指）輕輕地摩擦（三分鐘）。

●注意事項

在人前汗流浹背，頻頻揮動扇子，看似精力旺盛的人，但是，這種嚴重的多汗現象，不僅本人覺得痛苦，看的人也覺得很難過。人體具有二〇〇～五〇〇萬個汗腺，藉由發汗來調節體溫。夏天一天會流一・五～二公升的汗。在天氣熱的時候，出汗是健康的證明，不過，只要稍微活動身體就滿身大汗的話，即是所謂的多汗症。

這種多汗症，於肥胖者身上較為常見。肥胖者代謝旺盛，因此較容易流汗。腎功能不良

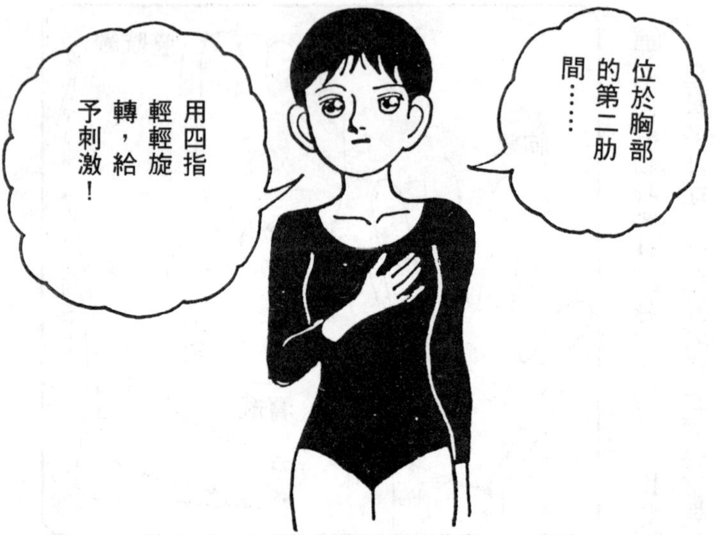
位於胸部的第二肋間……
用四指輕輕旋轉，給予刺激！

的人，由於排尿作用不暢，體內的水分必須由汗腺排出，因此會大量的流汗。另外，血壓高時，交感神經功能異常旺盛，也會使得汗腺分泌旺盛。

屬於管理職的F先生，五二歲，經常滿面油光，看似體力充沛，活動力旺盛，但是很容易出汗，而且血壓很高。

主婦I女士略胖，三六歲，在不是很熱的夏日，也經常都是滿身大汗。仔細詢問，發現了肥胖體之外，也出現肩膀酸痛；便秘等關連症狀。

此外，有些人的手掌頻頻流汗，這是屬於神經性的發汗現象。一定要使身心放鬆，開創悠閒度日的時光。

●有效的方法

在胸的第二肋間，相當於揹背包時背帶抵住的穴道，是肺的邪氣聚集處，稱為募穴。同樣的，用四指輕輕旋轉，刺激這個部位（二分鐘）。

5 治療鼻子傷風的穴道

●治療方法

方法1

首先，在快要打噴嚏時，用另一隻手的拇指指腹一邊揉捏，一邊用力按壓在拇指根部的太淵。這個穴道與肺經相通，一日三次。對於容易感冒的人而言，這是很好的預防。

方法2

用拇指按壓足三里，同時，揉捏腳的食趾，能夠治療鼻炎。因為這個經絡與胸部、口有

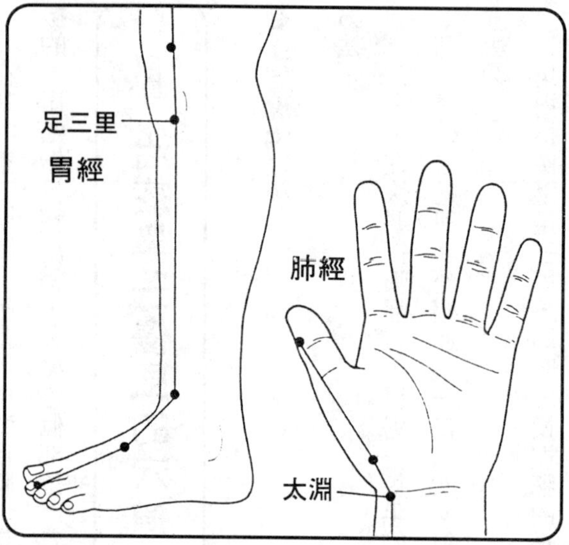

關。

●注意事項

覺得鼻子發癢，其次打噴嚏，然後流鼻水、鼻塞，這就是鼻傷風的型態。

在打噴嚏的階段，如果能夠防止，就容易治好感冒。在寒冷時，往往因為一時的疏忽，而導致流鼻水或鼻塞。

此外，最近有很多人並非因為感冒，而是由於鼻子過敏而產生這些症狀，突然開始打噴嚏、鼻水流個不停，然後形成鼻塞的狀態，但症狀不會再惡化，這即是所謂的過敏性鼻炎。

總之，鼻子內經常有搔癢感，或是不斷地擤鼻涕，這當然會給自己帶來痛苦，但，同時也會帶給他人不快，有時，還不得不張口呼吸，這是最惡劣的狀態。

建議患者對由指尖的拇指開始到通往手掌、手臂、胸、肺的肺經經絡，給予刺激。

●有效的方法

用雙手無名指指腹按壓後頭部髮際左右的風池、天柱穴，就能使鼻子暢通。

6 治療過敏性鼻炎的穴道

●治療方法

按壓在手背拇指與食指的骨接合部分稍上的合谷穴，能夠去除鼻子的瘀血。此外，按壓外關，三陰交也有效。

●注意事項

最有效的防治過敏性鼻炎的方法，即是鍛鍊皮膚。在沐浴前，用乾布摩擦；或是身體充

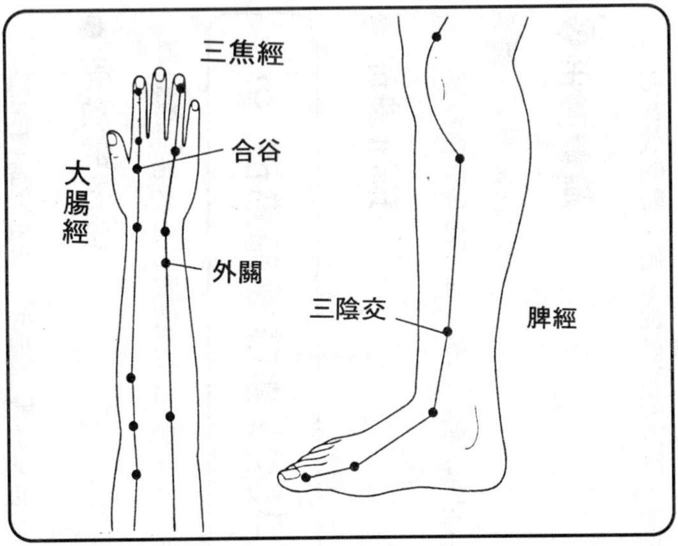

分溫熱以後，再用溫水澆淋，使肌膚收縮，然後擰乾用冷水打濕的毛巾，摩擦身體，這是極為有效的方法。寒冷時，經常關在房間內，這時，要注意房間內的灰塵，必須勤於打掃。

●有效的方法

方法1

在臉的中央有兩個穴道，一個是在左右眉毛連結線上的印堂；另一個是在鼻子兩側的迎香，用雙手的食指與中指輕輕按壓這兩個屬於大腸經的穴道，同時，用手指進行旋轉，給予刺激。

方法2

俯臥，彎曲手肘，雙手置於鼻的兩側，手

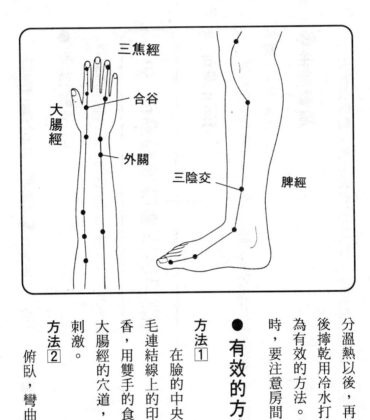

方法1

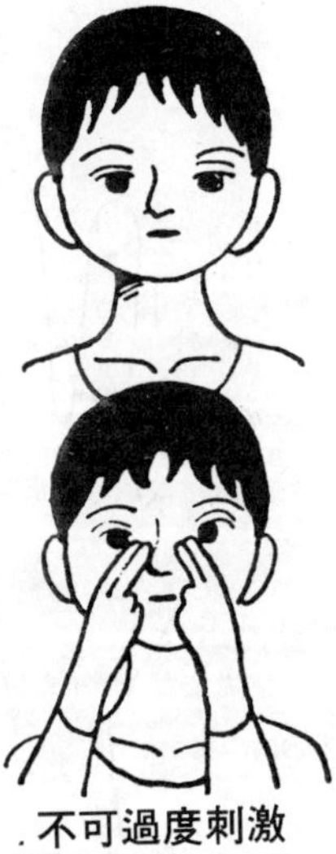

方法2

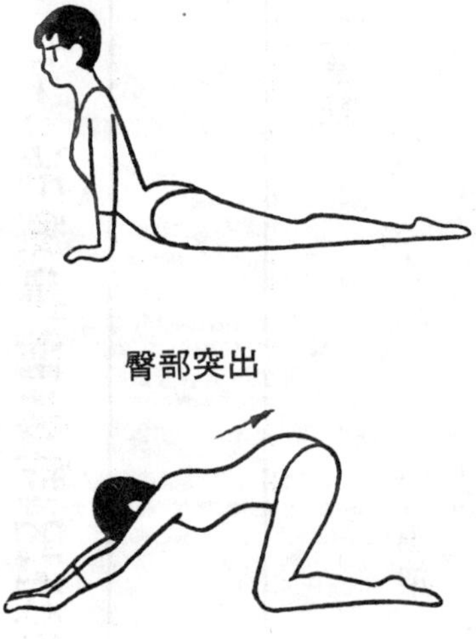

肘靜靜的伸直，挺起上半身，背部後仰。這時，揉鼻子，吐氣。

然後，俯臥，抬起大腿，臀部上抬，雙手慢慢的伸向前，伸直背部。這時，胸部好像貼在地板上似的，臀部要盡量向上突出。

7 治療鼻蓄膿症的穴道

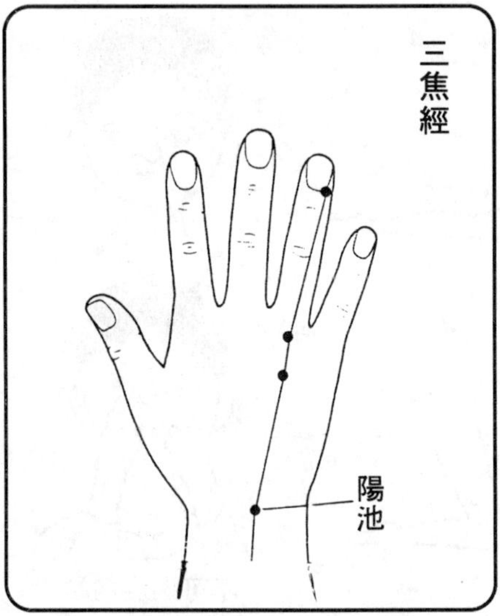

●治療方法

重點在屬於三焦經手背側、手腕橫線中央的陽池穴。對此穴道，慢慢揉捏、按壓。

●注意事項

A先生是三八歲的推銷員，兩年前，頭部深處出現鈍痛感，同時，有嚴重鼻塞的症狀。經常要在外面經商，但是，每天都覺得腦海中一片茫然，在氣候變化或陰天時，眉間附近更會產生沉重感，很擔心讓對方引起不快感。

雖然盡量使自己的心情保持開朗，但每當一天工作結束回家後，又會擔心明日之事，心情變得鬱悶。找醫生商量，醫生建議他接受手術治療。不過，鼻子的手術，並不是簡單的手術，這令他手足無措。

後來，決定嘗試穴道治療。經過四個月後，最近眉間的沉重感去除，臉部表情變得爽朗多了。

●有效的方法

用手的拇指與三指的指尖捏住天柱穴，進行按壓，就能發現從眼睛到鼻子深處感覺好像振動一般。雖然是用雙手從後面按壓，但是，中指指尖必須用力按壓，給予刺激。一邊吐氣，一邊按壓五秒鐘，慢慢地進行十次。

8　治療耳鳴的穴道

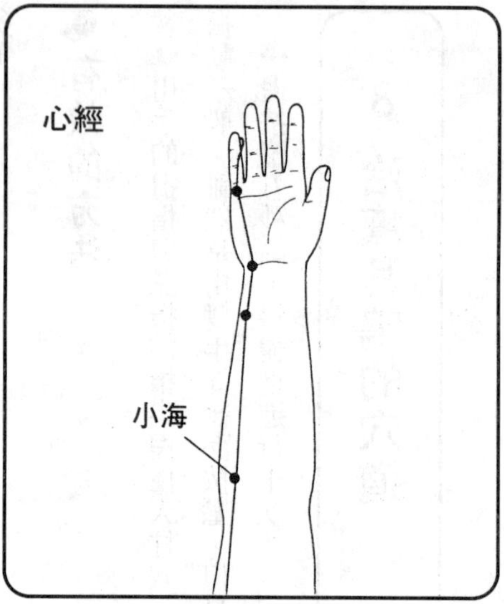

治療方法

彎曲手肘，內側形成皺紋，用反側的小指與無名指對於在小指側的少海穴輕輕揉捏三分鐘。少海是屬於心經經絡。心經與控制耳功能等的腎經有密切關連。

沿著心經與三焦經，使用另一邊的小指與無名指，從指尖到手腕、手臂、依序進行刺激。力量不可過強，輕輕按壓即可（早午晚一天三次，各進行三分鐘）。

注意事項

環顧周圍，雖然找不出聲音的來源，但是，耳朵確實聽見了聲音。像金屬聲或蟬鳴似的聲音，每隔一段時間，就會持續出現……，這就是所謂的耳鳴。

原因可能是由於中耳、外耳、內耳炎等耳部的疾病，或更年期障礙，或是頭部外傷，高血壓症等所引起。

耳鳴患者一般也是經常使用神經的人，因此，要刺激稱為心經與三焦經兩條經絡。心經，是作用於神經系統、心臟的經絡，通過手的小指內側，三焦經則是控制體表神經的經絡，沿著無名指的線分布。

給予這兩個經絡輕微的刺激，能夠鎮定耳鳴，同時，也具消除焦躁與持續精力的效果。

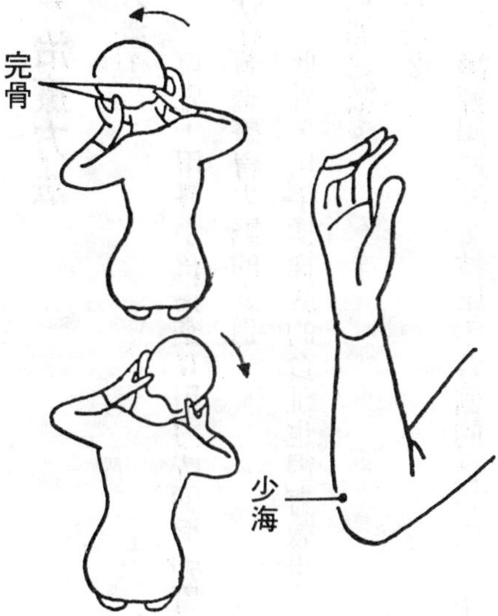

●有效的方法

在耳後凹陷處的完骨穴，是屬於膽經的穴道。如圖所示，用雙手拇指抵住完骨，頸部朝左右傾斜。這時，當朝左側傾斜之際，好像用左手拇指（左側時，則用右手拇指）將頭部往上壓似的進行按壓，左右各重複十次。壓的時候，由口中吐氣，恢復原狀時由鼻子吸氣。

9 治療口周邊乾裂的穴道

●治療方法

方法1

首先，用雙手食指交互用力按壓增強胃部有效的穴道足三里，之所以用食指，是因為其存在著調整胃失調的穴道。

此外，用手揉搓腳的食趾也很有效果，這是因為其間有腳的胃經絡三里與胸部、肩、口通過之故。

方法2

鍛鍊腸經絡，按壓手背側的合谷穴，十分有效。以拇指指腹用力交互按壓。

這個經穴屬於大腸經，但不只是腸系統，對於口中疾病的治療，也能夠奏效。

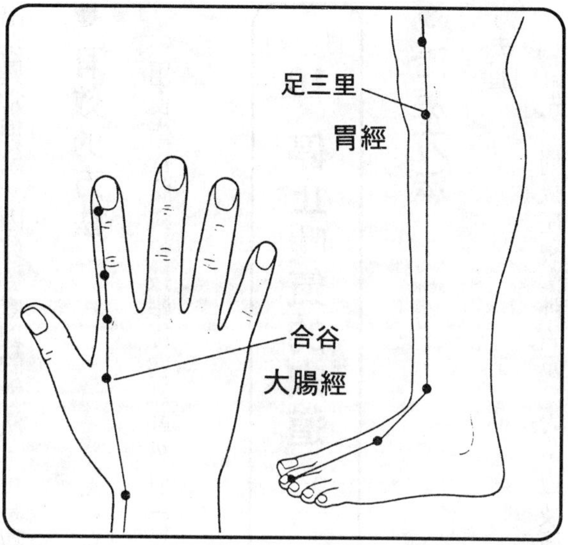

●注意事項

冬天時嘴唇容易乾裂；口唇四周出現糜爛現象；唇或唇邊長小水疱；因為乾燥，用舌頭舔，而使乾裂的現象益形嚴重。

這就是所謂的口角炎，在罹患感冒或胃部不良時，經常會出現這種症狀。攝取過多的咖啡或巧克力，也是原因之一。口角炎是葡萄球

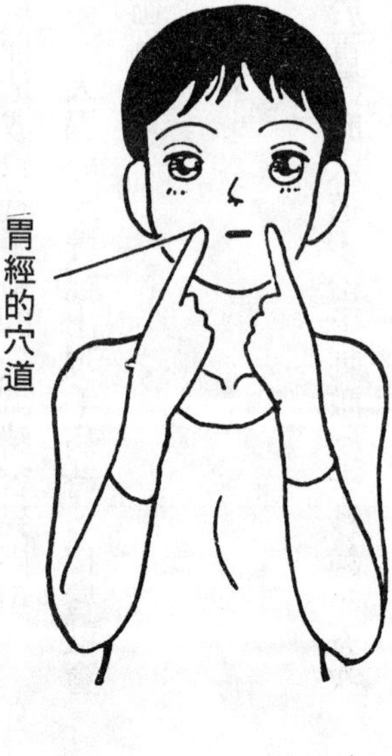

菌或鏈球菌的感染症。基本上是由於消化系統的疾病而造成營養平衡的失調時容易出現。

東方醫學認為一旦控制消化系統器官功能的胃經、大腸經、脾經出現毛病時，口唇就會出現異常現象。因此，處理的方法，也是以胃腸系統為主。

●有效的方法

用食指指腹輕輕按壓從唇端朝外側一公分處屬於胃經的穴道，給予刺激（十秒鐘，五次）。

10 停止嗳氣的穴道

●治療方法

方法1

首先，刺激在腳食趾的厲兌穴，以及衝陽、三里等胃經經絡，使胃腸正常活動。

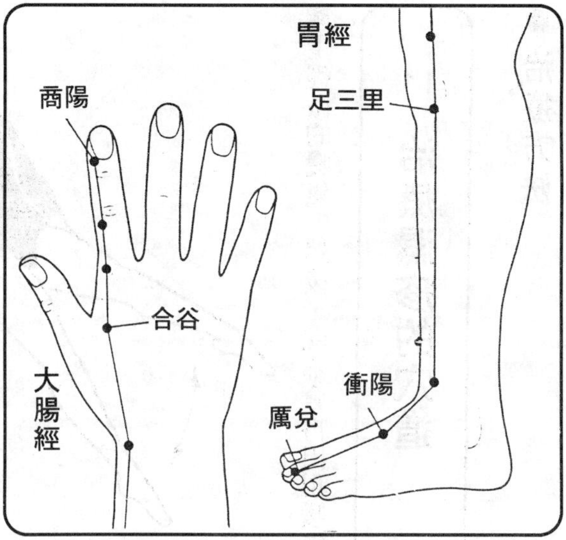

這些穴道，經由手的食指充分揉捏，就能提昇效果。

方法2

用另一隻手的合谷按壓在手食指的商陽穴。這些穴道對於胃部的失調均具療效，能夠產生相輔相成的作用。

●注意事項

吃得過飽，容易出現噯氣，這在外國餐桌的禮儀上，是非常不禮貌的行為。這種噯氣，是由吞嚥的空氣往上冒出所引起的生理現象，但仍然會使對方產生不快感。尤其是胃弱或疲勞時，噯氣會伴隨強烈的臭氣，甚至會嘔酸水，口中積存唾液，感覺噁心。如果伴隨著疼痛的症狀出現，則可能是胃腸毛病，要及早接受專門醫生的診斷。

即使不是疾病，則為了不造成恥辱，也要避免出現噯氣的行為。要停止飲食後胃部不消化或伴隨胃灼熱的噯氣出現，則可以採行前述的方法，能調整全身的體調，使心情爽快。

●有效的方法

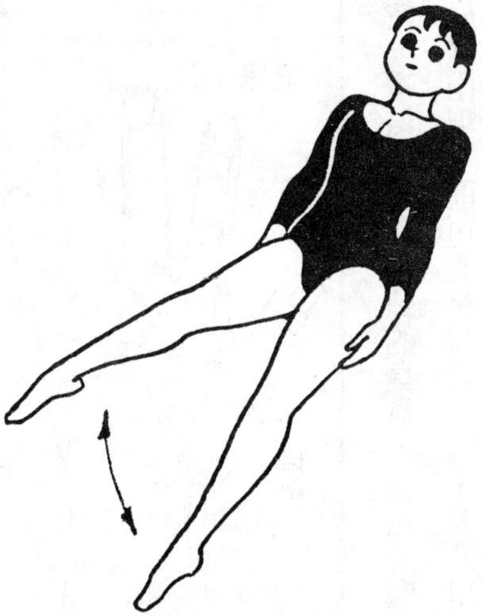

仰躺，腳打直，與地面呈四五度角，停止三秒鐘，再靜靜放下。這個動作重複十次，會產生輕微的噯氣，然後，就不會再出現噯氣現象了。

11 治療濕疹的穴道

●治療方法

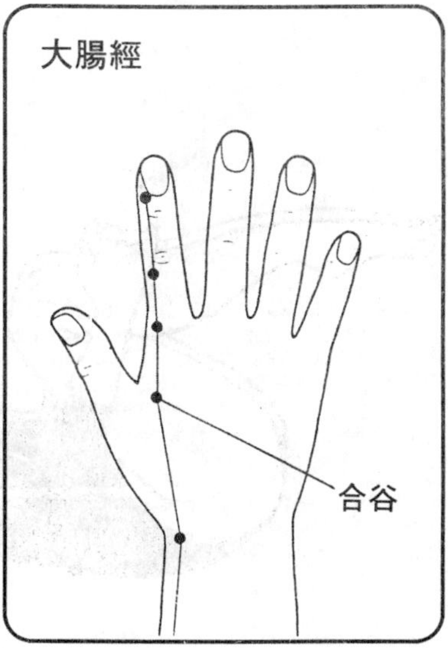

不僅是濕疹，對於皮膚病也非常有效的穴道，即是合谷穴。

如果是皮膚病患者，則按壓此處時，會產生強烈的壓痛感。好像揉捏一般，用拇指按壓合谷穴，持續到壓痛感消失為止。

●注意事項

全身發癢，食慾不振，便秘，夜晚無法安眠——你是否也有這方面的煩惱呢？東方醫學對這些患者進行「觸診」時，發現他們的皮膚整體乾燥、發黑，全身出現乾的濕疹現象。有些人因為體質的關係，容易發疹；另外，有些人因為青花魚、蟹等食品而造成過敏性的變化，產生發疹症狀；或是因為不安的情緒而產生這些症狀。

總之，若濕疹慢性化時，就好像動物的皮膚一樣，會形成厚度的乾燥層。伴隨這些症狀所出現的濕疹，最重要的，即是要耐心改善體調。就算使用副腎皮質荷爾蒙，也無法治療這

好像搖籃似地搖動身體，
刺激背部的穴道

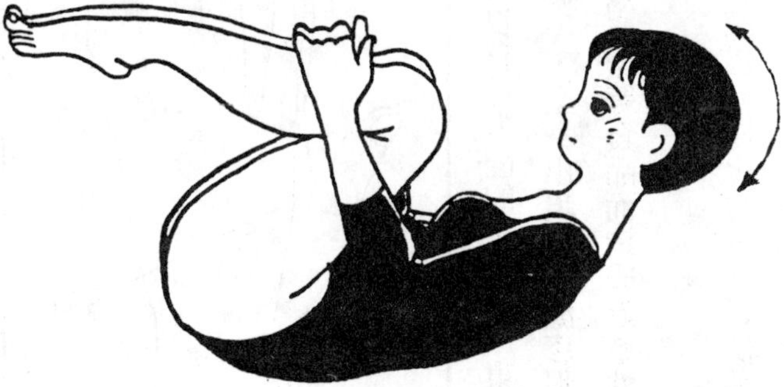

種病。對於這類的慢性濕疹，進行穴道治療，早晚耐心進行運動，則治癒的可能性極大。

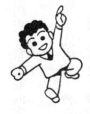

●有效的方法

為了保持腹部的正常狀態，如上圖所示，仰躺，用雙手抱住雙膝，全身拱成圓形，好像膝蓋頭碰住胸部似的，慢慢地，有如搖籃一般搖動身體二十次，對於在肚臍周圍的中脘、天樞、關元，以及從背部到腰部的肺俞、三焦俞、腎俞等穴道和背部，給予刺激。

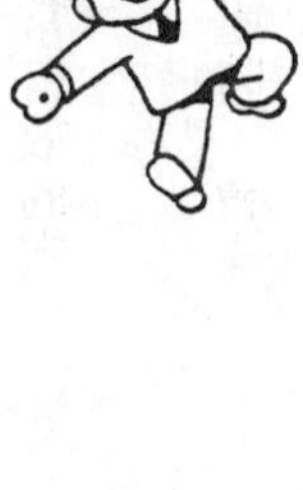

12 治療腳發麻的穴道

●治療方法

方法1

以拇指用力按壓足三里及內側小腿肚中央的承山穴，能夠儘早消除發麻現象。

此外，輕輕敲打腳底五十次，也有效果。

方法2

平常，就要溫熱腳底，促進血液循環。使用核桃刺激腳底的方法，十分有效。

另外，刺激腳底的湧泉，促進血液循環，能夠消除腳的倦怠。同時，一邊進行核桃運動，一邊用雙手中指仔細按壓，也能見效。

●注意事項

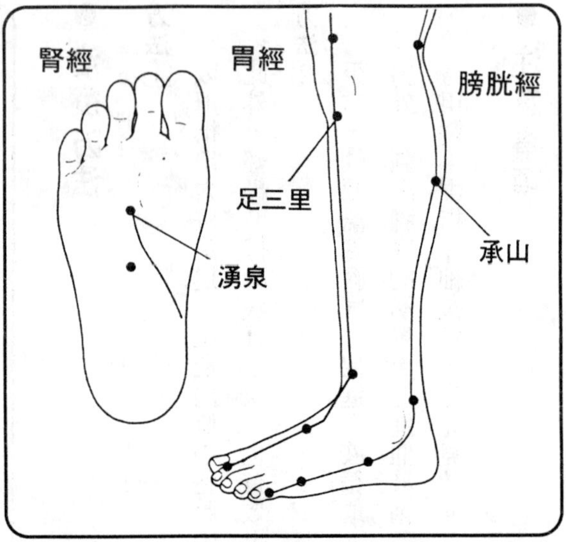

打算去拜訪客戶，沒想到突然站立時，腳發麻，而站立不起來；或參加茶會時，從正坐的姿勢要站起身時，卻因為腳發麻而站不起來。這種情形，屢見不鮮。

腳發麻是因為正坐使腳受到壓迫，血液循環不順暢，而暫時出現麻痺現象，不久之後，即會復原。放任不管，顯然能夠復原，可是，如果一定要馬上起身時，則可以實行方法[1]，使血液順暢流通。

年紀大的人，能夠正坐好幾個小時，可能是長時間的習慣使然。一旦習慣後，自然就不會出現發麻的現象。

此外，容易發麻的人，尤其是肥胖者，在正坐時，交疊的拇指交互上下替換十分有效。

不論是腳或手的發麻，都是血液循環暫時出現障礙所致，等到血液恢復順暢後，就能夠去除發麻的現象。

13 治療凍瘡的穴道

●治療方法

方法[1]

在拇指與食指股間的合谷與手腕關節正中央的陽池穴，都是治療容易罹患凍瘡體質的有效穴道。用單手的拇指仔細按壓。

方法[2]

按壓在腳內側位於拇指根部膨脹內側的湧泉穴，除了凍瘡之外，對於腳的無力，也頗為有效。這是著名的元氣穴。

●注意事項

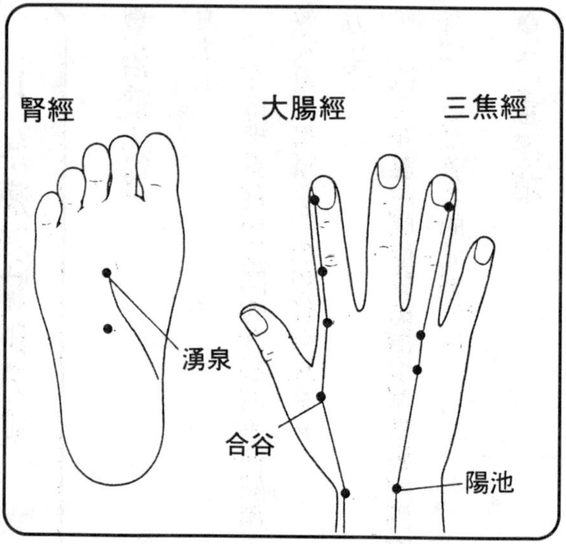

凍瘡的原因，是由寒冷時，末梢血管擴張，引起痲痺，血液在此處凝固所致。這個部分會充血、紅腫，形成水疱，產生劇烈的發癢症狀。情況嚴重時，就會破裂。

皮膚暴露在寒冷之中，為了使體溫不致從表面流失，動脈會收縮，通往表面的血液循環減少。但是，到了溫暖的地方之後，又能恢復原狀，使血液循環變得順暢。而容易罹患凍瘡的人，其體質性的動脈多半不易復原。

要防止凍瘡，必須經常保持血液循環順暢，強化皮膚。此外，多吃含有維他命C、E的食品，也能見效。另外，昔日的人會採行交互浸泡熱水、冷水的方法，藉此能夠提高血管的緊張度，促進血液循環。此外，手打濕之後，一定要馬上擦乾，這也是重點。

14 治療下痢的穴道

●治療方法

方法1

右手食指的商陽穴，是治療下痢的穴道。合谷則是緩和疼痛的穴道。兩者皆屬大腸經。仔細揉捏兩穴，會感覺非常的舒暢。

方法2

用拇指指腹靜靜用力按壓在腳內側的三陰交。這是治療消化不良的穴道。

方法3

用手拇指的指腹，一邊吐氣，一邊靜靜按壓足的太衝穴。這也是能夠有效治療下痢的方法。

手指的重點，在於食指靠近拇指側的「大腸經」。「大腸經」正如其名，主要作用於大腸，刺激此經絡，即可有效治療下痢。如果突然出現下痢症狀，則用四指慢慢摩擦「大腸經」所分布的食指尖端到手肘為止的線，持續一分鐘，左右手交互進行。

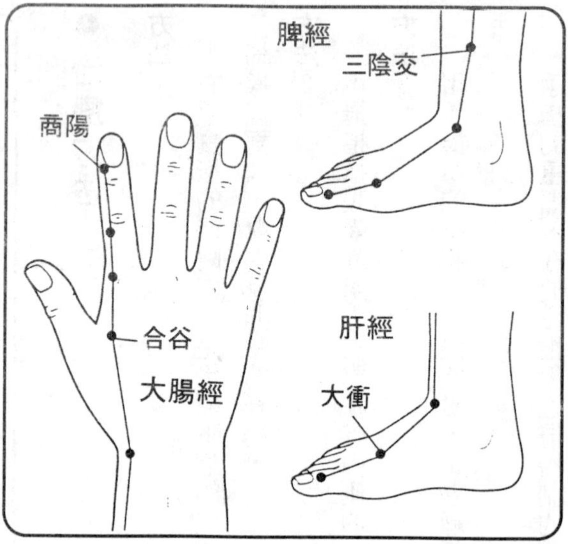

●注意事項

我們所說的下痢，可能因傳染病等細菌性而造成，也可能因過敏、暴飲暴食等原因所致，也可能是屬於原因不明的下痢。

這些下痢症狀，多半是精神壓力所導致的神經性下痢。最近，這種患者有激增的傾向。過著不規律的生活或容易興奮、神經質的人，較容易出現下痢症狀。甚至在開會中或接待客人時，出現下痢症狀。如果是突然出現下痢症狀，則非得跑廁所不可，因此，平時就要培養緊急應變措施。

早上起床後，靜靜地，
好像畫「の」字似的摩
擦腹部

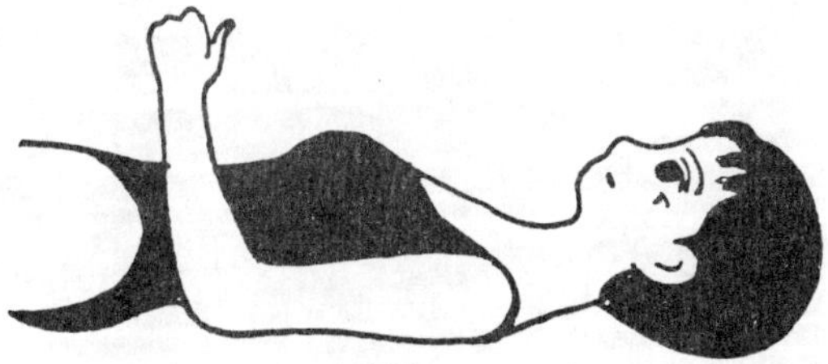

三十五歲的上班族K先生，每天早上起床後，就出現下痢現象。K先生身任課長之職，最近生活十分的忙碌，飲食不規律，熬夜，過著不規律的生活。原因可能是疲勞或發冷所致。實行穴道刺激之後，一週內，即從下痢中解放出來。目前，充滿元氣的站在工作崗位上。

●有效的方法

東方醫學認為小腸連接於胃的下方，終於肚臍上方的兩公分的「水分」穴。仰躺，輕輕彎曲膝蓋，用除了拇指以外的四指併攏，慢慢的好像寫「の」字似的，摩擦腹部三分鐘。每天持續進行，是重點所在。

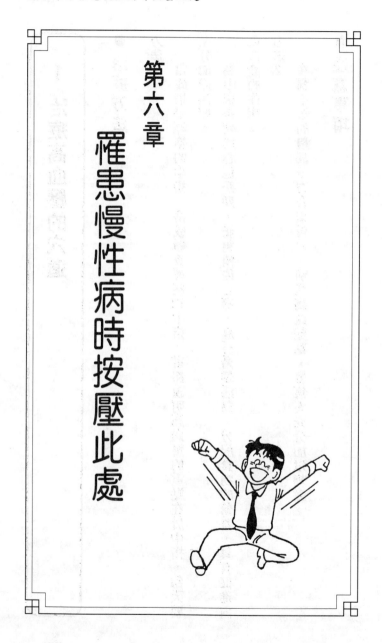

第六章　罹患慢性病時按壓此處

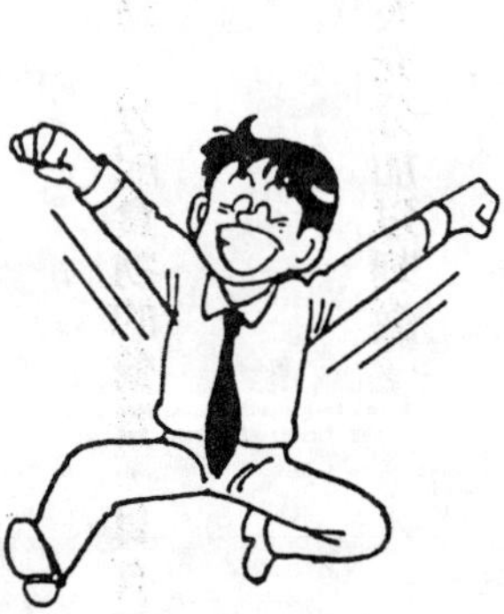

1 治療高血壓的穴道

●治療方法

方法1 當成指壓經絡的中指、當成鍼灸經絡的中指，這都說明高血壓的重點在於中指，每天要充分加以揉捏。

方法2 為中指系列的心包系列，能夠輔佐心臟，進行循環活動，分配食物的營養，具有促進內臟機能的作用。

●注意事項

在腳小趾的根部下方有束骨穴。別名高血壓點，要每天充分加以刺激。

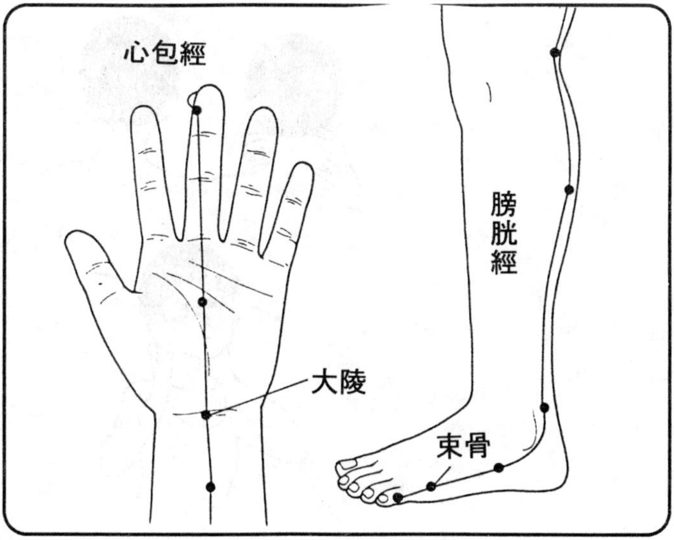

血壓的標準，一般認為是「年齡加九〇」，如果加減是在一〇～二〇的範圍內，則算正常。不過，最高血壓一五〇以上，最低血壓一〇〇以上時，與年齡無關，就算是「高血壓症」。當然，這具有個人差異，有時，早晚的血壓也有所不同。

其症狀，大半的高血壓症都是單純的血壓高的現象，是屬於本態性高血壓症。但是，像肩膀酸痛、頭重、脈搏跳動迅速等各種的毛病，都可能引起高血壓症。早上清醒時，指尖可能會發麻，這些都是暫時的生理現象。

●有效的方法

首先，將兩個核桃或小球置於手掌上，輕

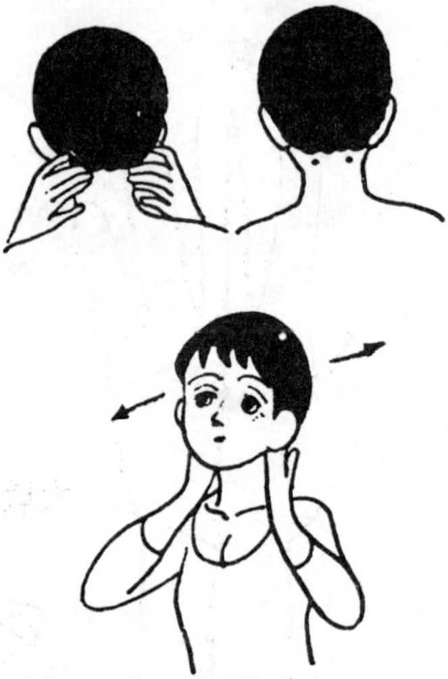

輕的用指尖使其旋轉。

其次，核桃抵住在手背側拇指與食指根部的穴道，輕輕按壓、旋轉，給予刺激。另一隻手的拇指，則壓住穴道。

還有，就是刺激在頸部後側正中央兩條粗大肌肉與頭相連附近左右位置，用雙手的四指輕輕按壓。按壓時，一邊吐氣，一邊將頸部往前倒。一邊放鬆指尖的力量，一邊將脖子往後，恢復原狀，並且吸氣。

2 治療低血壓的穴道

●治療方法

方法1

重點在於屬於脾經（主要作用於胰臟的經絡）的陰陵泉。伸直腳，用拇指指腹一邊往上摩擦足脛的內側，一邊找尋穴道。感覺輕微疼痛而有振動感位置，即是陰陵泉所在處。對於消化器官、膝關節的疾病有效。雙腳底併攏，盤腿而坐，背肌挺直，雙手拇指指腹抵住陰陵泉，口中吐氣，上身往前傾、倒下，然後恢復原狀，由鼻子吸氣。早晚重複進行二十次。

方法2

首先，用指尖刺激在腳食趾根部中央的「厲兌」穴，直到感覺疼痛為止。平時，重複按壓，能夠預防頭暈。

腳底的腳底心靠近拇趾的穴道，則可利用核桃或高爾夫球，一邊轉動，一邊給予刺激。

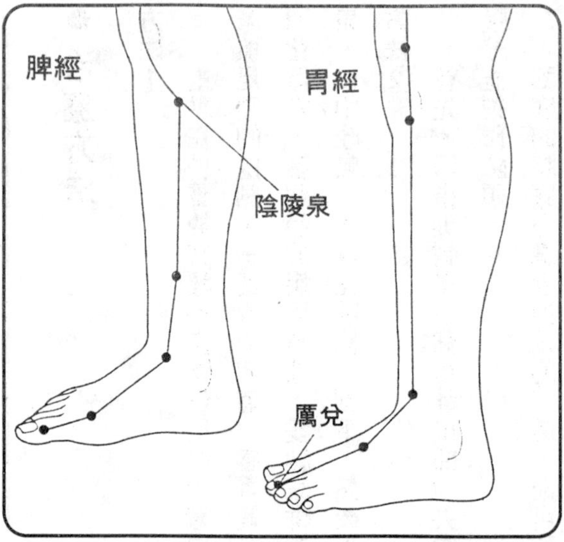

● 注意事項

血壓在「年齡加九○」的上下一○～二○範圍內，即算正常。最高血壓在一○○以下，則與年齡無關，被視為是低血壓症。

這個低血壓症，分為單純血壓低的本態性低血壓症，以及突然站立時會覺得全身搖晃、頭昏眼花的起立性低血壓症，還有因爲心臟病或結核病長時間臥病在床，而引起的症候性低血壓症等。

本態性低血症的症狀是，早上起來時，感覺頭腦不清醒、手腳發冷、頭重、身體倦怠、容易疲勞、頭暈目眩、食慾不振。因此，平日就要注意飲食生活，攝取良質蛋白質或脂肪，當然，也要擁有足夠的睡眠。

●有效的方法

首先，雙腳踩地，只有拇趾的指頭上翹。持續進行後，身體會逐漸變得溫暖，安定情緒。至少進行三十次。當身體感覺倦怠、頭昏眼花、出現起立性昏眩等現象時，要馬上實行。

3 治療胃下垂的穴道

●治療方法

方法1

據說胃也會通過手的尖端，所以使用食指是件大事。首先，要仔細揉捏雙手的食指，其次，用食指按壓在手肘左右的曲池穴。

方法2

用食指指腹按壓在腳膝蓋下方的三里穴。

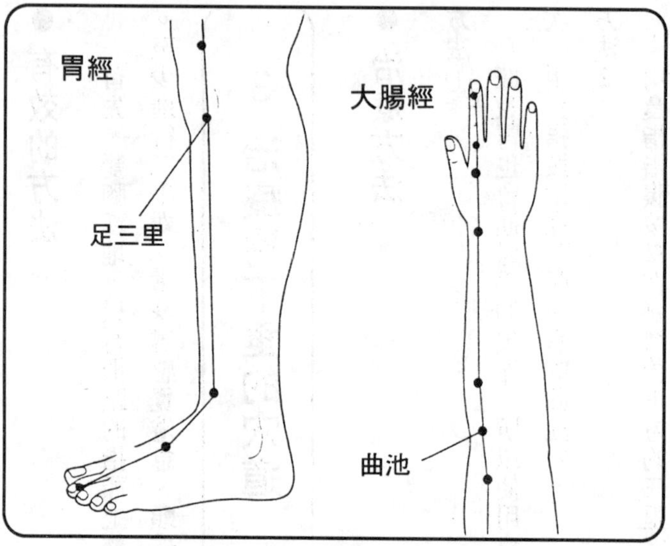

●注意事項

胃下垂的患者頗多，而訴說胃部不適的患者，也不計其數。

胃在每隔數小時，每天都要大量攝取食物或飲料等，具有非同小可的功能。而交際應酬、暴飲暴食以及外界壓力等，使得再強壯的胃都可能變得疲倦，促使胃下垂的症狀出現。

胃下垂的人多半較瘦，屬於虛弱型之人。胃的運動能力衰退，因此，會感覺消化不良；同時，也有食慾不振、胃灼熱的煩惱。不僅是胃，連其他的臟器也會下垂。

對付胃下垂的方法，即是從平常開始，就要鍛鍊身體，創造體力，而且要強化腹肌。

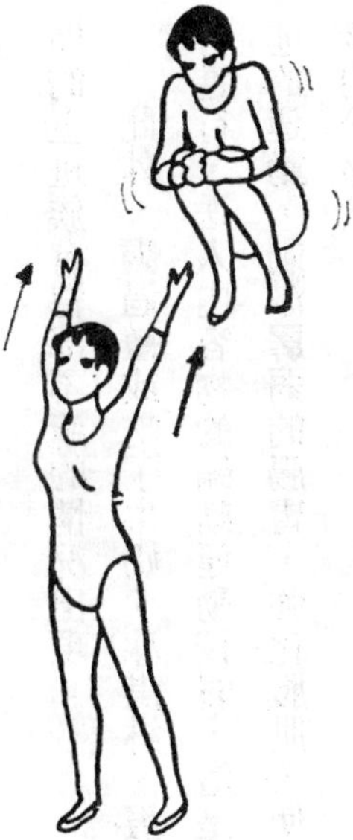

依方法①、②的說明，用食指按壓穴道，能夠強化胃的功能，改變體質，提昇下垂、衰退的胃機能，使全體內臟緊縮。

● 有效的方法

「朝天法」是用雙臂抱住雙膝，緊握拳頭，然後，突然伸直背部，兩手朝天打開。這時，雙手指尖用力張開，力量的重點置於食指。

4 強化胃腸的穴道

● 治療方法

用左右拇指指腹按壓、揉捏東方醫學中所謂正經一二經絡中，屬於大腸經的食指尖端到

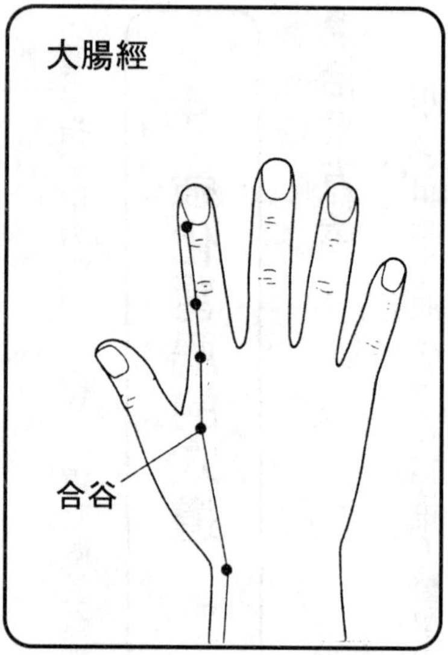

手腕的方向。

●注意事項

胃弱的人，刺激胃的神經與肌肉的作用孱弱，因此，胃無法進行旺盛的蠕動運動。攝取食物時，胃部出現沈重感，或感覺噁心，原因即在於此。

胃的自律神經，容易受到壓力的影響。根據統計，因為不安、不滿等理由，而造成五〇%的上班族有胃部不適的情況出現。

此外，腸過敏或吃了牛奶、冰淇淋、蛋糕後容易下痢的人，腸較弱，酵素的作用無法充分進行，送入內容物的蠕動運動較弱，這是主要的原因。這類型的人，每天要做二次以下所述的運動，刺激孱弱的腸胃，強化腹肌，使得蠕動運動旺盛，轉換焦躁的情緒，促進消化酵素的分泌。

腰部上抬（五秒鐘）

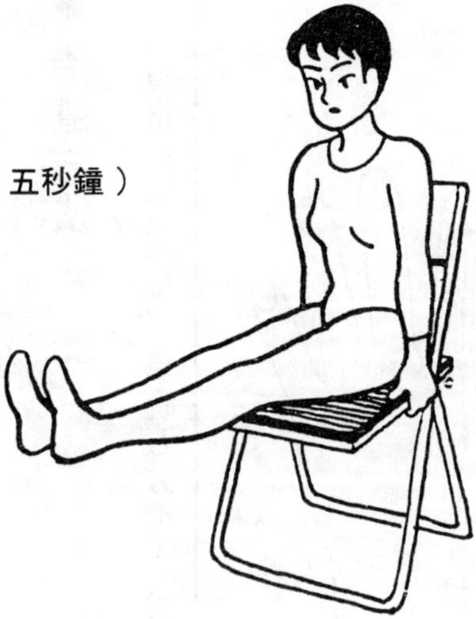

有效的方法

重點在於屬於大腸經的食指。首先，用另一隻手的指尖輕輕揉捏左右的手指。其次，如圖所示，坐在椅子上，用雙手支撐身體，雙腳膝蓋打直，好像離開椅子似的，忍耐五秒鐘，慢慢地復原（重複五次，稍事休息後再進行一次）。經由每天從事這種運動，就能夠創造出承受壓力也無動於衷的健康腸胃。

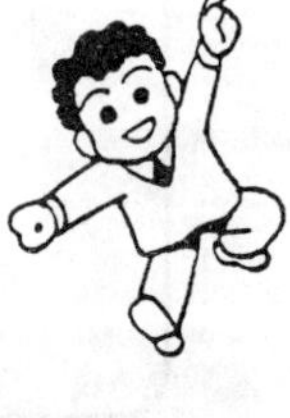

5 強化肝臟的穴道

●治療方法

食指被稱為肝指，早晚五分鐘，讓食指交疊於胸前，做互相拉扯的運動。

這時的呼吸法，乃是在拉的時候由鼻子吸氣，在放鬆指尖的力量時，慢慢地由口中吐氣。

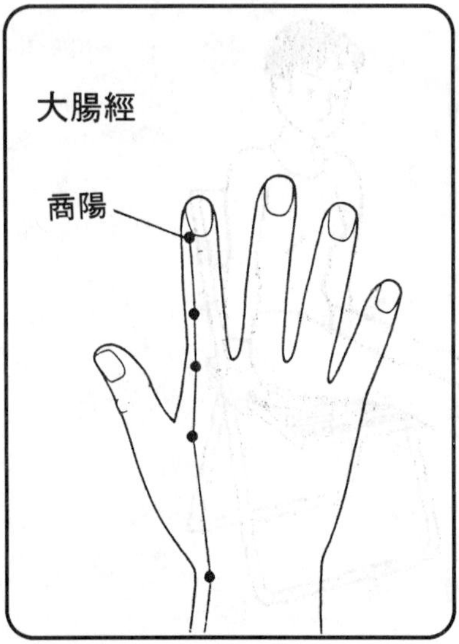

●注意事項

東方醫學認為穴道是體內氣血流動停滯處，也就是罹患疾病的部位。基於這種想法，要使停滯的氣血恢復正常，就要活動在末梢神經的指尖，給予內臟諸器官刺激，提高其機能，進而產生健康體。東洋醫學認為肝臟為青。因此，暴躁易怒的人，額頭上會冒青筋，這也是肝臟不良的象徵。

●有效的方法

在腹部的期門、中脘是強化肝臟的名穴。期門在乳頭的下方與肋骨交錯的位置。中脘則是在肚臍與心窩中間按壓感覺疼痛的部位。

▼檢查你的肝臟▲

將全部的手指伸直，用力，然後，只彎曲食指，覺得如何呢？其他的指頭是否也會一起彎曲呢？

肝臟正常時，只有食指會彎曲，其他的指頭不會移動，而且食指能夠有力地彎曲。如果食指無法用力，則可能是飲酒過度，或是抽煙過度，造成肝臟的力量減弱。必須控制量的攝取；同時，要經常揉捏食指。

6 防止痴呆的穴道

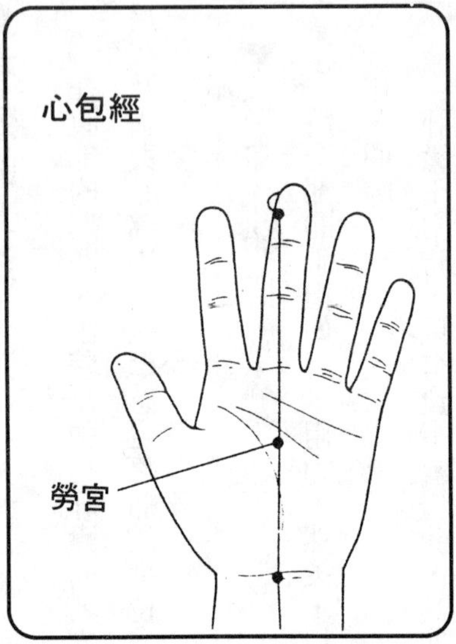

●治療方法

活動指頭，能夠使腦功能活性化。關於這一點，哲學家坎特所說的「手是外部的腦」這句話，真是一針見血。拿兩個桃核，輕輕發出聲音，並使核桃旋轉，刺激在手掌的勞宮穴，能夠防止痴呆。

●注意事項

人體不同於物體，不經使用，卻要它隨時都能夠成為新的東西，充分發揮功能，這是不可能的。因此，不斷地巧妙加以使用，這是很重要的。在所有的身體器官之中，腦更是要充分活用。

要充分活用腦，則必須使腦的血液循環順暢。有人說：「人類隨著血管而老化。」因此

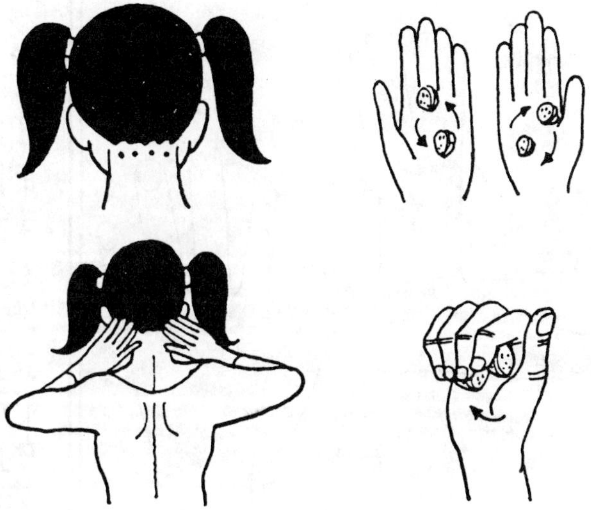

，一旦腦的動脈開始逐漸硬化，血液循環不暢，其結果，就會使腦的功能衰退。

要如何才能防止腦的動脈硬化呢？首先，要經常使用腦，常常思考事物，向新的事物挑戰，並付諸行動。

長時間持續使用頭腦，會感覺頭重，這是由於流到頭的血液不足所致。為了防止腦的老化，最重要的，即是要去除後脖頸的酸痛，使腦的血液循環順暢。

●有效的方法

用左右的食指、中指、無名指的指腹，沿者髮際，朝向耳後移動，輕輕按壓於後脖頸支撐頭部的重要穴道（十次）。

7 抑制老花眼進行的穴道

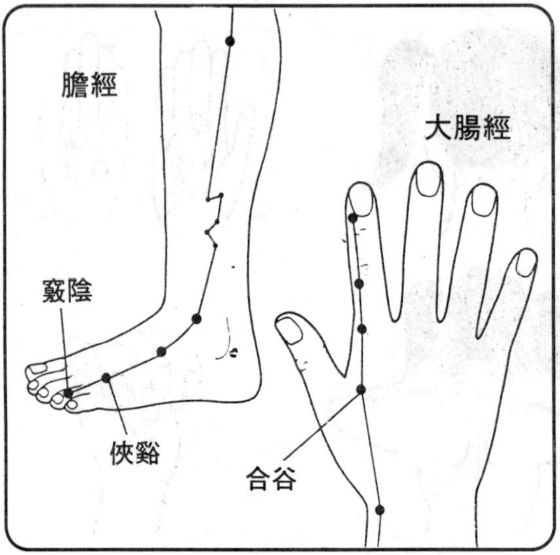

●治療方法

方法1

每天刺激在拇指與食指根部的合谷。合谷是視力欠佳時的有效穴道。出現老人特有的焦躁或胃腸失調時，刺激此穴，具有效果。

方法2

揉捏腳的無名趾。尤其是竅陰、俠谿，是治療頭暈或眼疾的有效穴道。

●注意事項

老花眼是隨著年齡的增長，眼球調節機能衰退的症狀。調節機能指的是，看近處的東西時，眼睛周圍的睫狀體收縮，晶狀體增厚；看遠的東西時，會鬆弛變薄，是在年輕時就自然具有的調節構造。

但是，過了四十五歲之後，近處的東西反而看不清楚，閱讀報章雜誌時，要拿遠一些才能夠看清文字。這是由於眼睛周圍的肌肉或晶狀體變硬所致。

這種老花眼，被視為是一種老化症狀，可說是人類無可避免的宿命。問題在於如何延遲老化現象的到來，保持年輕。

老花眼進行的程度，在年輕時罹患近視的人會較晚出現；但是，延遲老花眼進行的方法，首先在於精神力、氣力的充實。

儘管上了年紀，也要抱持積極的態度，以充滿幹勁的心情來展現行動。藉著這種精神力，就能夠延遲老花眼的進行。對於保持健康的五體而言，也是必要的方法。

8 治療糖尿病的穴道

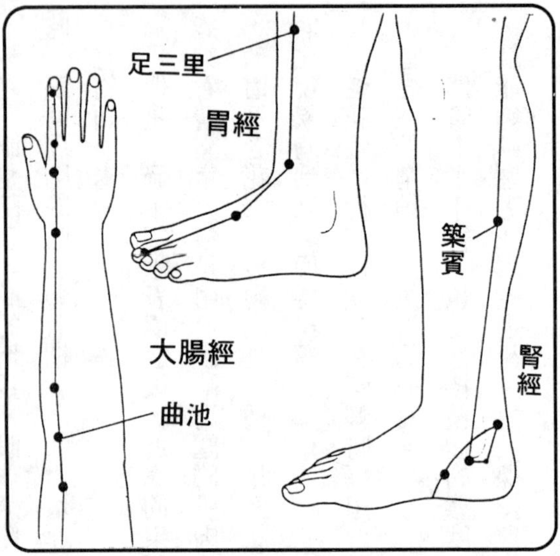

●治療方法

糖尿病特有的症狀之一，即是喉嚨乾渴，想要喝水，這時，最好是治療曲池穴。身體倦怠，容易疲勞時，治療足三里。如果皮膚發癢，則要治療曲池、築賓穴。

糖尿病的場合，必須配合各種症狀來進行穴道療法。

●注意事項

覺得全身倦怠、口乾舌燥、頻尿且帶有甜

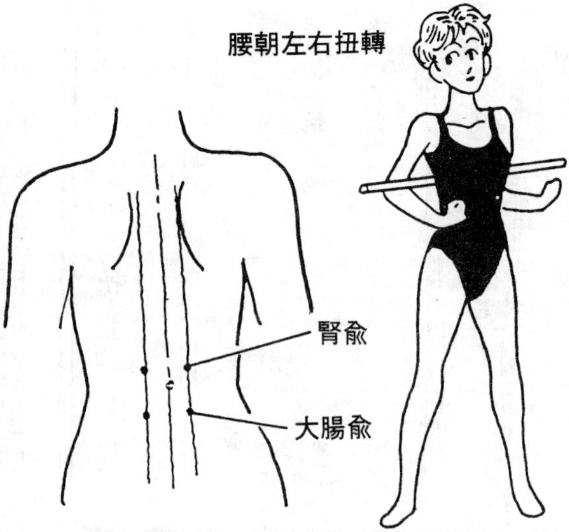

味、色深——這時，要懷疑是罹患糖尿病，及早接受專門醫生的檢查。

糖尿病與體質、遺傳，都有很大的關係。生活不規律、暴飲暴食，持續壓力的生活，也會引起糖尿病。尤其是中年以上的肥胖者，多半會出現糖尿病。糖尿病是血液中的糖增多，糖代謝異常，當成能量使用的糖無法使用，而造成的疾病，也是腎臟病、肝臟病、動脈硬化等的原因。

●有效的方法

如圖所示，雙腳張開，用手肘支撐七十公分的棒子，將腰部朝左右扭轉，左右各重複十次。

9 治療動脈硬化的穴道

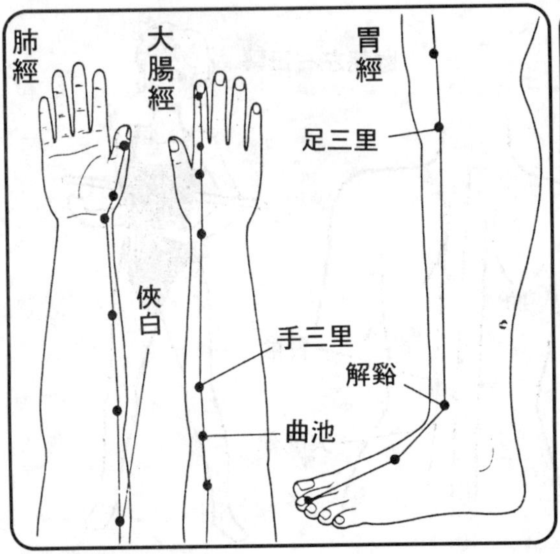

●治療方法

促進全身血液循環的足三里，是治療動脈硬化有效的穴道。指頭用力揉搓，感覺酸痛的硬塊部分，或是有刺痛時，就好像要去除硬塊似的進行按壓、揉捏。同時，也要按壓解谿穴，具有穩定血壓的作用。

手臂的穴道，以曲池和手三里最為適合。這些穴道，都能夠有效預防因動脈硬化而造成的心臟障礙。動脈硬化會於全身出現症狀，故要耐心治療。

注意事項

動脈硬化的預防與治療，不可或缺的，就是改善以食物和運動為主的日常生活。由於動脈硬化的原因而引起的心臟病，包括心肌梗塞或狹心症等，都是會伴隨產生劇痛的疾病，尤其是心肌梗塞，屬於重症，必須捨棄只借助藥物來加以治療的單純想法。

在日常的飲食生活中，①要避免攝取脂肪、膽固醇含量較多的食品②控制煙酒的攝取③控制鹽分的攝取④注意攝取甜分或水果而造成熱量過剩。

有效的方法

平常就要藉著從事規律正常的運動燃燒多餘的脂肪。慢跑或游泳都很好，但已經出現心臟疾病的患者，要避免從事劇烈的運動。這時，要配合症狀，實行穴道療法。

簡單的方法是，以雙手或單手用力揉捏大腿、腰、腹、肩膀等部位，隨時隨地均可進行。揉捏的動作，能夠刺激身體的穴道，經由促進血液循環以調整體調。

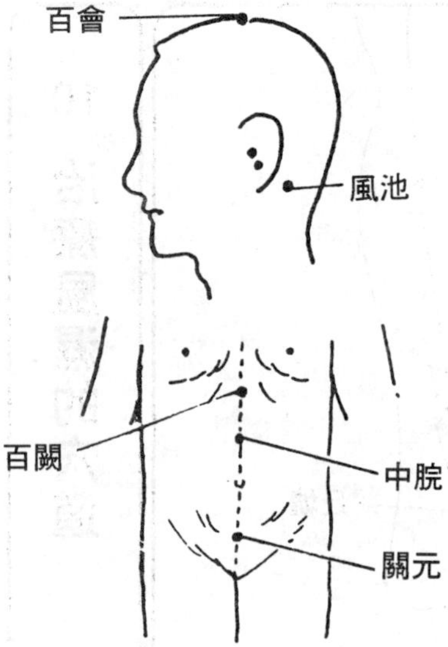

10 治療風濕的穴道

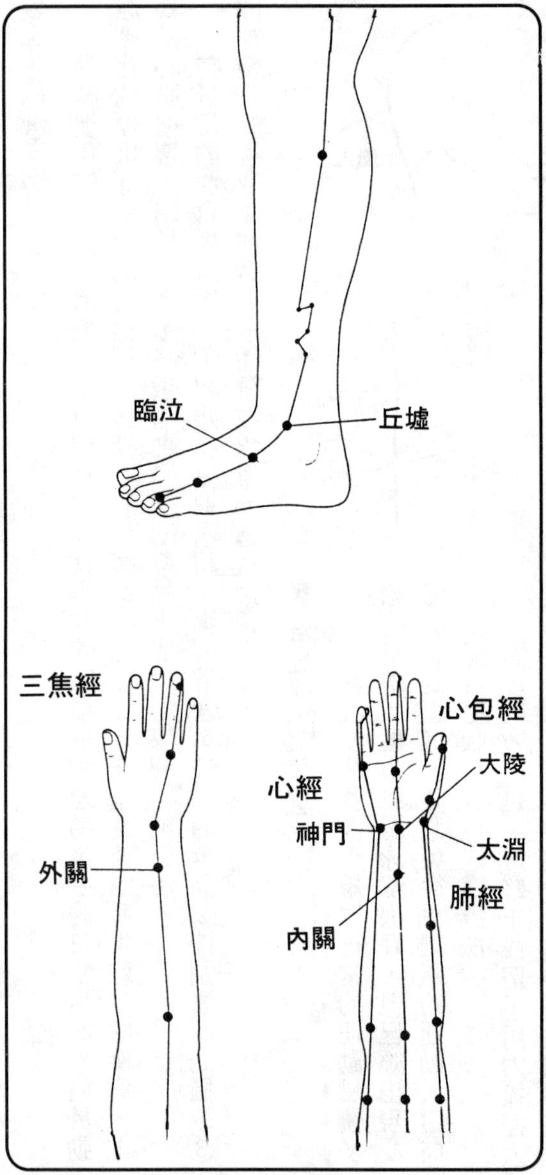
臨泣
丘墟
三焦經
外關
心包經
大陵
心經
神門
太淵
肺經
內關

●治療方法

去除疼痛，為首要條件。

方法1

首先，為了緩和全身的不快狀態，要用食指、中指、無名指指腹按壓在手腕內側的神門、太陵、太淵。這些穴道與心經、心包經、肺經有關，是極具效果的穴道。

方法2

要去除上半身的疼痛，則以拇指指腹按壓在手腕背側的外關、手腕內側的內關穴。

方法3

其次，要去除下半身，尤其是足關節的風濕痛。以拇指指腹按壓腳背的臨泣以及足踝下方的丘墟穴，藉此能夠減輕症狀。

●注意事項

早上起床後，覺得四肢僵硬，無法動彈，或是出現浮腫等症狀，且持續下去，這時，就要懷疑是罹患關節風濕。

通常，在運動後或疲勞時，身體各處出現疼痛。但是，關節風濕的場合，一開始時身體

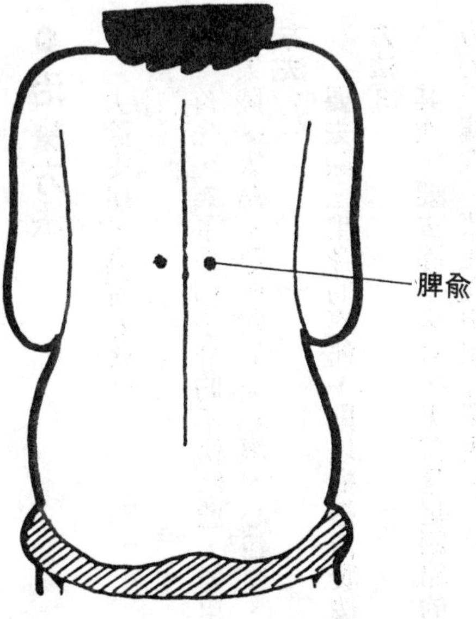

就會覺得倦怠，容易疲勞，四肢疼痛，有痲痺狀態，然後，膝蓋逐漸感覺疼痛，而且，疼痛部位慢慢轉移到手肘、手腕、肩膀、腳脖子的關節，同時，會伴隨發燒、劇痛等症狀出現，關節逐漸變形，變得難以屈伸。風濕時，關節會引起發炎症狀，同時，也會侵襲心臟、肺等，是屬於全身性的疾病。最好能夠早期發現、早期治療。

在醫學進步的現代，對於風濕的原因，仍然無法掌握。有人認為是病原體的入侵所致；有的人認為是體質的遺傳所造成的。而且，女性患者為男性的三倍，發病期為二十歲到五十歲。關節風濕對於天候的變化十分敏感，在季節變化、天氣不佳或下雨的日子，情況會更為惡化。

●有效的方法

脾俞，這個位於背部的穴道，是十分有效的穴道。首先，拱起背部，坐在那兒，使背骨浮出。拇指用力按壓脾俞穴，持續片刻，然後，手突然鬆開。重複四、五次。由於是位於背部的穴道，因此，最好請家人幫忙進行。

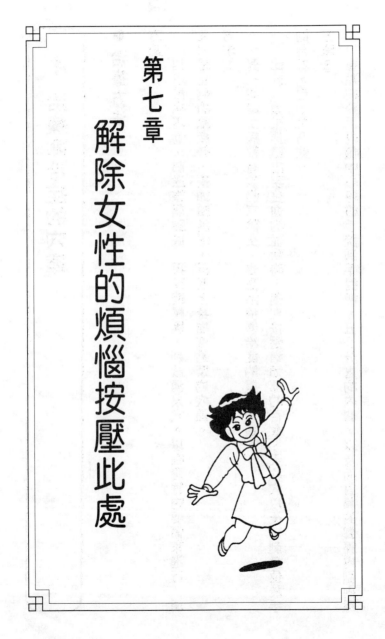

第七章 解除女性的煩惱按壓此處

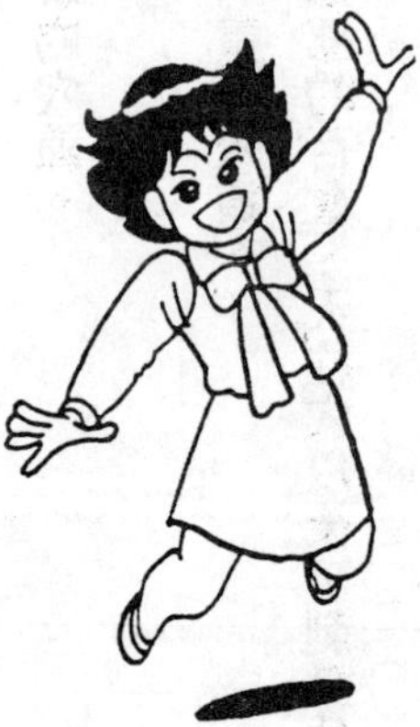

1 治療寒冷症的穴道

●治療方法

方法1

利用核桃運動，刺激整個腳底，再踩踏核桃，刺激湧泉穴。以踩青竹的要領來進行。湧泉穴是能夠消除疲勞，使頭腦清晰，促進全身血液循環的穴道。

方法2

對一切婦女病都有效的三陰交，也是治療寒冷症的重要穴道。

此外，如果伴隨出現貧血的症狀時，則在按壓過頭部的百會、天柱穴以後，刺激位於手的合谷，也十分有效。

方法3

重點在於手內側中心線的手腕到手肘四～五公分處的內關，以及面對腳的腳脛內側內踝

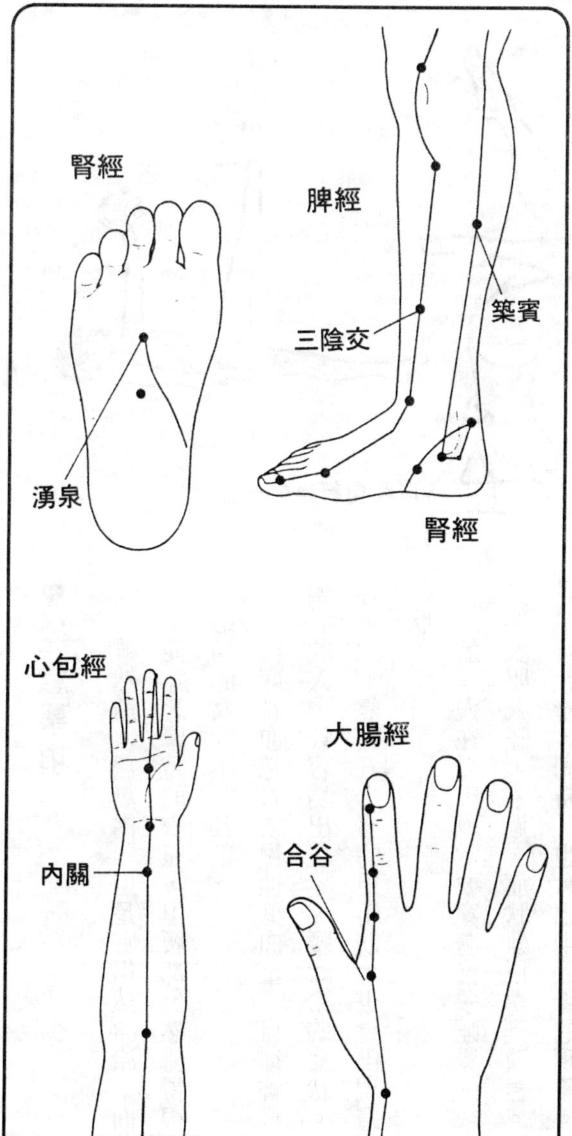

上方七～八公分處的築賓穴。用食指、中指、無名指三指輕輕按壓、揉捏此二穴道。

手腕、腳脖子彎曲、伸直

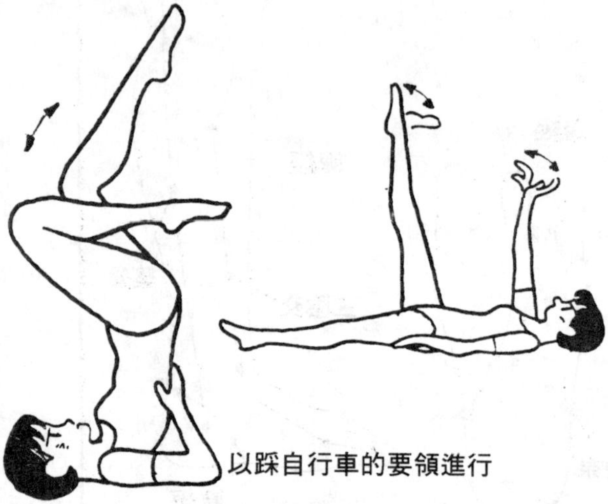

以踩自行車的要領進行

●注意事項

雖然鑽入被窩內，但是腳仍然冰冷；而且，即使穿著厚重的衣服，但腰部仍然覺得很冷。這樣的女性不計其數。

輕度貧血患者或慢性低血壓、自律神經失調症的人，較容易出現足、腰冰冷的症狀。此外，四十歲到五十歲的更年期，也會出現這種症狀。

這些人在夏天經常要穿著襪子睡覺，或穿多件衣服入睡，不過，症狀難以得到改善。不僅足腰冰冷，同時，也會出現頭暈的現象。

不少女性除了寒冷症之外，也伴隨出現頭痛、頭重、暈眩、生理不順、便秘等症狀。症狀嚴重時，往往會造成不孕，因此，年輕女性要特別留意。

雖然寒冷症的原因不明，但可能是血管收縮、鬆弛的功能紊亂，出現部分瘀血的現象，血液無法流通到手或足尖、腰周邊所致。

要治療寒冷症，需先治療造成寒冷症的根源，亦即貧血或低血症等疾病，同時，要使血管恢復彈性，促進全身血液循環。

●有效的方法

仰躺，膝蓋不可彎曲，單腳上抬，與另一隻腳呈直角，然後，上下彎曲腳脖子（各二十次）。其次，甩動手腕（各三十次）。

另外，仰躺，挺起腰部，用雙手支撐腰部，腳以踩自行車的要領，交互地移動（三十～四十次）。

2 治療便秘的穴道

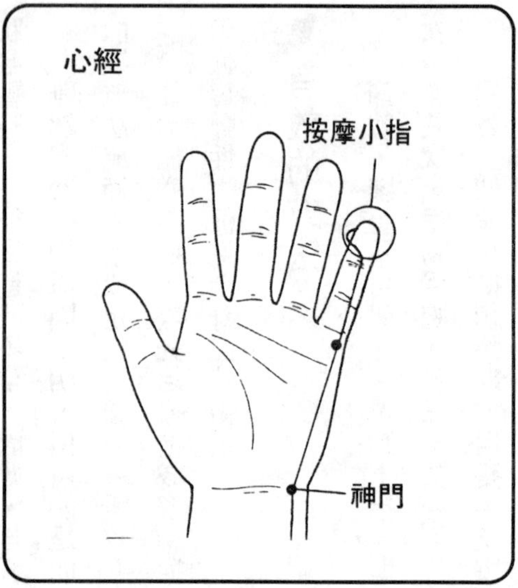

●治療方法

重點在於小指的按摩，因為小指屬於小腸經與心經，一旦這個經絡的活動受阻，就會引起腰痛或便秘；另外，也會因為腳的疲勞、手腳的寒冷而引起。

在小指的外側下方，中程最膨脹的部分，有一個屬於心經的神門穴，朝向小指根部，對此穴道用力按壓，以及刺激在拇指與食指根部的合谷穴，都非常有效。另外，小指與小指糾纏在一起，於胸前互相拉扯，也是有效方法。

●注意事項

便秘是指腸中糞便長時間積存的狀態。食物通過大腸時，水分被吸收，硬度提高，而形成糞便。如果糞便不易排出，就會出現便秘。這是較為簡單的說明。

下腹部膨脹卻無法排便，的確讓人感覺不適，心情也不爽快。這種狀態，當然也就無法得到快眠、快食了。

其結果，會出現頭痛、頭昏眼花、脖子或肩膀酸痛、痔瘡惡化、長面皰，在各處都可能會引起弊端。

便秘的型態包括弛緩性便秘及痙攣性便秘。佔便秘症多數的弛緩性便秘，是由於乙狀結腸較長且肌肉無法產生力量的腸功能遲鈍所造成的。以體型消瘦者較容易出現。雖有便意，卻無法順暢地排便，為此而痛苦不已。這些人最好藉著飲用冰牛奶或攝取含量豐富纖維的新鮮蔬菜，對腸進行刺激，且平日要鍛鍊腹肌的力量。注意飲食生活，創造體力，經由日常生活的努力，就能夠改善症狀。

另一方面，痙攣性便秘則是由於腸的神經過敏，因為腸痙攣，而使排便量減少。會引起

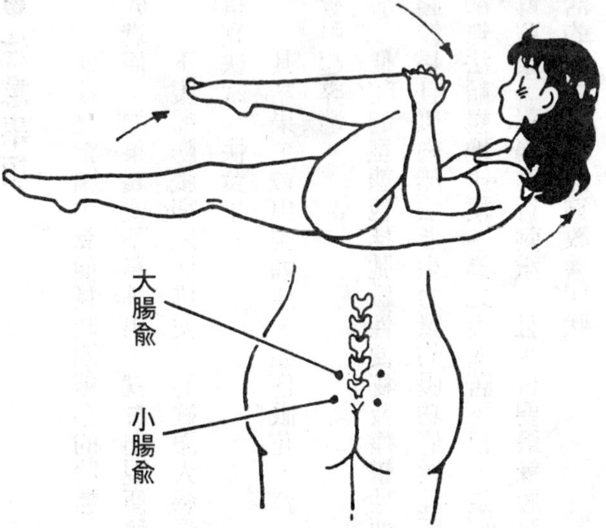

腹痛，或排出如兔糞般的深色少量硬便。

症狀則是同時會出現頭痛、頭暈的現象。這時，首先，要溫熱腹部，鎮靜腸的神經。

便秘是原本應該要儘早排出體外的老廢物積存於體內而造成的，會成為萬病之源。精神上也會變得非常的不快，工作效率減退。因此，在成為習慣性便秘之前，就要及早治療。絕對要避免仰賴藥物而排便的方法。

●有效的方法

方法1

用力按壓距離兩腰的第三腰椎與第四腰椎中間點兩根手指寬度的左右位置。

藉此能夠給予大腸強烈的刺激，使大腸活

性化，如此就能夠治療便秘了。這兒的經穴稱為大腸俞。

稍微下方的小腸俞經穴，也是治療便秘有效的穴道，宜用力按壓。

方法2

仰躺，調整呼吸，然後，一邊吐氣，一邊彎曲膝蓋，，雙手抱膝，指尖用力將膝蓋拉向胸前。這時，頸部上抬，靜靜地吸氣，伸直腳，恢復為原先的姿勢（八次）。

3 治療冷氣病的穴道

●治療方法

方法1

在內足踝上方約七、八公分處的三陰交，

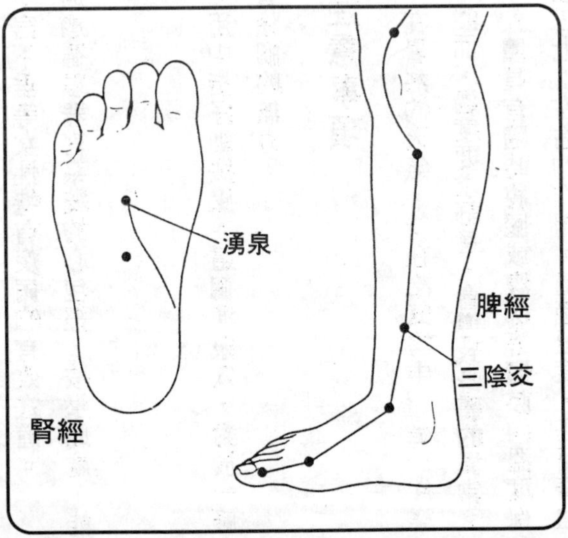

是治療失眠症或生理痛、乳汁分泌不足、白帶、子宮下垂等女性特有疾病的有效穴道。

用中指指腹按壓此穴道至少十次。中指屬於通過循環器官系統的心包經，按壓此處，能夠促進血液循環，有效的改善身體的寒冷。

方法2

在腳底正中央稍前方的湧泉穴，依前述要領，用中指仔細按壓。這個湧泉穴，對於一般的婦女病都有效，能夠去除頭部的不快感，亦可去除腳的無力。

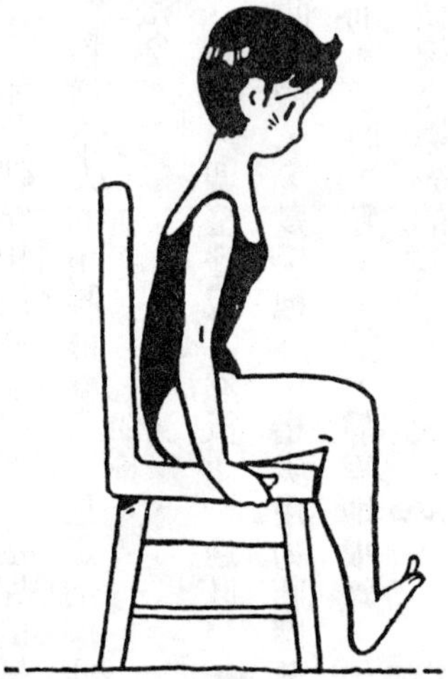

●注意事項

在暑熱的天氣，待在冷氣房中，是一件樂事。然而，過度要求舒適，會導致身體的異常。

人體具有隨時將腦或腹部等體腔內溫度保持在三七度左右的作用。這個溫度，是藉著血液的量及血液的循環來加以維持。而配合寒暑，體內的血液分布也會不斷產生變化。外氣與房間內的溫差若變化很大，則這個調節機能的體內變化紊亂的部分，就會造成血液量不足，形成過多或過少的症狀。

此外，長時間待在冷氣房中工作，會出現頭痛、食慾不振、輕微鼻塞等感冒症狀，尤其是經常出入冷氣房的人，更容易出現這方面的毛病，需要注意。

●有效的方法

經常在原位辦公的人，要將腳跟緊緊地踩地，腳尖做抬起、放下的動作（三十次以上）。

4　治療生理痛的穴道

●治療方法

方法1　腳的三陰交是治療婦女病，而臨泣穴則是治療生理不順的穴道。以拇指指腹用力按壓這

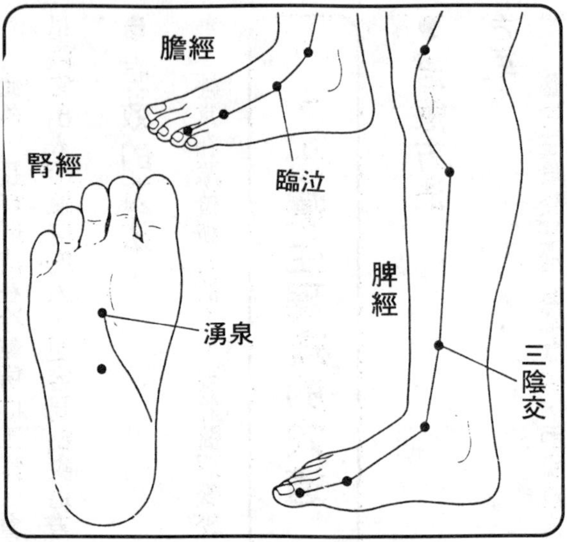

些穴道，由鼻子慢慢吐氣。每天持續進行，為秘訣所在。

另外，腳底的湧泉，也是去除婦女病的症狀，使頭腦清醒而充滿元氣的穴道，宜配合進行按壓。

方法2

手的合谷穴是消除疼痛的穴道。感覺疼痛時，可以用力揉捏這個部分。

●注意事項

所謂的生理痛，是指從生理開始的前一天到第一、二天所產生的疼痛。是由於從子宮口壓出經血時，子宮收縮而引起生理痛。六○%的女性，或多或少都會出現這種症狀。

但是，會對日常生活造成阻礙的，可能是子宮內膜症、子宮肌瘤等疾病，要接受專門醫生的診斷。

為了緩和生理痛，平時就要促使荷爾蒙的分泌順暢。因此，要攝取均衡的營養，充分休養，調整體調，勿使身體寒冷，要促進血液循環。

但是，在生理期中，過於保護身體，反而會引起血液循環障礙，使疼痛惡化。因此，適度的運動是必要的。

● 有效的方法

採正坐的姿勢，腰伸向左邊，雙手伸向相反的右側地板，數到十。其次，更改方向，依同樣的方式進行。經由這個扭腰體操，能夠促進腰部的血液循環順暢，緩和生理痛。

5 治療貧血的穴道

● 治療方法

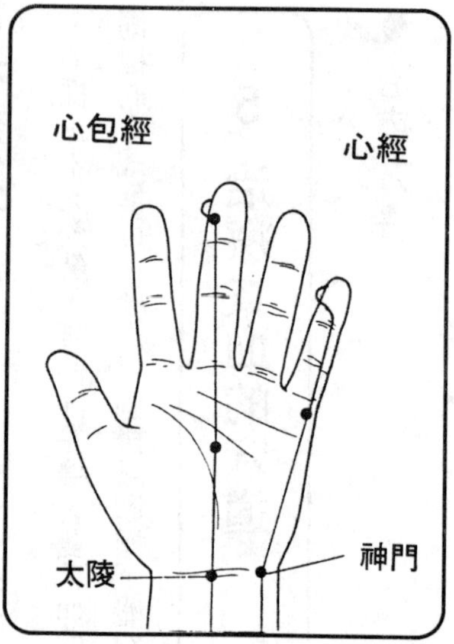

治療貧血的有效穴道位於手掌，即是屬於心經的神門，以及屬於心包經的太陵。用拇指指腹輕輕按壓這些穴道，能夠促進血液循環，提高腸的消化吸收力，自然就可以改善貧血；同時，仔細按摩指尖，亦可奏效。

●注意事項

貧血患者容易疲勞，容易罹患感冒。一般而言，血壓是一個人的年齡加上九十為正常範圍，最高血壓在一○○以下，為低血壓症。低血壓的原因很多，大致分為本態性低血壓、症候性低血壓及起立性低血壓三種。

躺著時血壓正常，但起身時血壓突然下降，這是屬於起立性低血壓。消瘦的婦人較為容易罹患，也是造成起立性昏眩或頭暈的原因。最為常見的，則是本態性低血壓，容易疲勞，身體慵懶，注意力不集中，食慾不振。

東方醫學認為貧血患者多半是虛證體（＝瘦弱、胃腸較弱）。在沐浴後，出現貧血、頭部發冷、頭暈、覺得不適，或是長時間擠在人群中，因為頭的疲勞而引起腦貧血的人，都是屬於這種貧血症，這時，不要慌張，以濕毛巾進行冷敷，首先，要去除胸、腹的壓迫，放鬆領帶、皮帶，促進血液循環。只要氣血的能量能夠由指尖的末梢神經正常通過，就能恢復平靜的心情。貧血最可怕的一點，就是在危險的場所昏倒。為了防患於未然，平時就要借助輕微的運動，促進新陳代謝。

●有效的方法

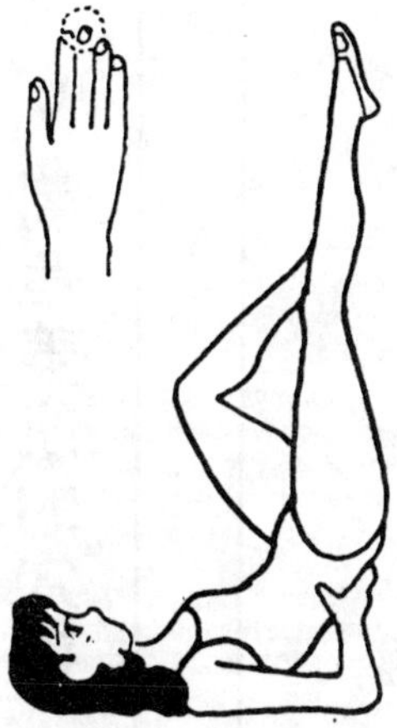

以踩自行車的要領進行

方法1　用中指指腹輕輕按摩頸部後方，將新鮮的血液送達頭部（兩分鐘）。

方法2　如圖所示，挺腰，雙手置於背部，支撐腰部，雙腳上抬，左右腳做踩自行車的動作（兩分鐘）。

6 創造美肌的穴道

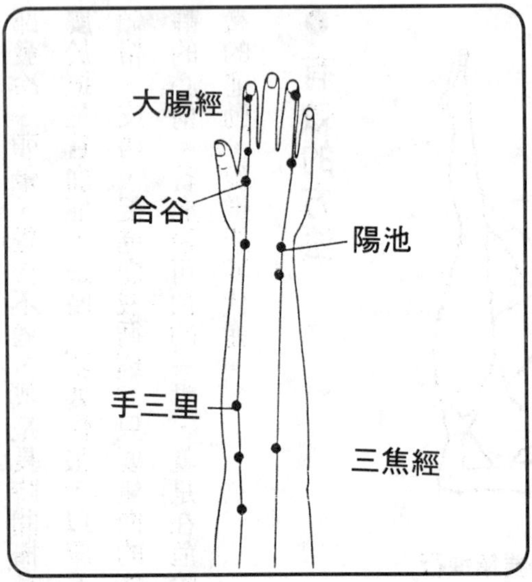

●治療方法

方法1

肌膚的乾燥，多半是因胃腸的失調所造成的。首先，以拇指指腹用力按壓在手背的合谷穴。這時，重點在於被按壓的手之手指要輕輕彎曲，放鬆力量。一次十秒鐘，重複十次。

方法2

伸直手臂，用力握緊手。這時，從手肘朝向手腕的部分，肌肉會隆起，而降起的最高部分，有一個稱為手三里的穴道。以拇指指腹用力按壓此穴。

此外，肌膚乾燥或容易長面皰的人，按壓時，會感覺疼痛，按壓十秒鐘以後，放開，重複進行五次。

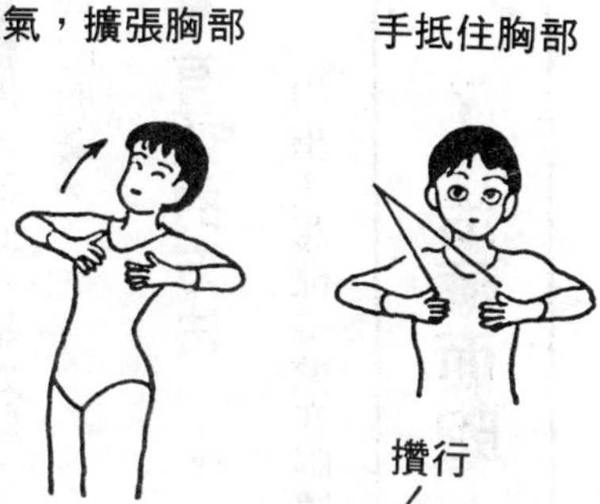

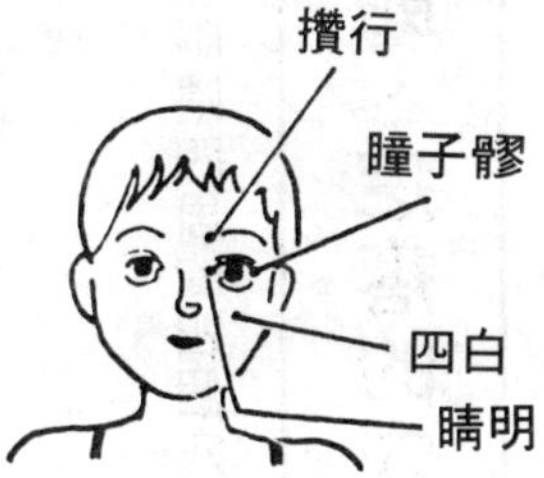

方法2

按摩指尖的重點，在於屬於三焦經的手背側手腕關節正中央略向指側之陽池穴。用反側的食指與中指指腹輕輕刺激這個穴道。

●注意事項

肌膚乾燥乃是美容的大敵，再努力地化妝，也於事無補。

所謂光滑潤澤的肌膚，是指皮膚分泌的皮脂與肝量能夠適度地保持，對皮膚而言，不會有過與不足的現象，而能夠給予潤澤的狀態。

要保持這種狀態，則從胸到腹部的內臟，都必須要順調；亦即想要擁有美肌，除了要進行肌膚的護理之外，也要調整體調。尤其是罹患寒冷症、便秘、呼吸器官系統疾病的人，肌膚容易乾燥。即使不是如此，也可能因為冷風或乾燥而傷害肌膚。在這樣的季節裡，更要避免體調的崩潰。

●有效的方法

用指尖腹部按摩在眼睛四周的四個穴道——攢竹、瞳子髎、睛明、四白。

7 治療面皰、疙瘩的穴道

●治療方法

中國著名古書「鍼灸聚英」中，有所謂的「總穴」，是指對於各種疾病均具療效的穴道。其中之一，即是在手背的合谷穴。這個穴是屬於主要作用於胃腸的大腸經，具有美肌效果

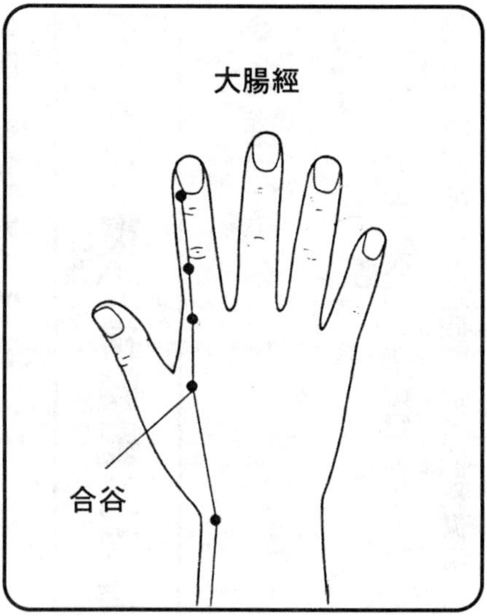

。大大的張開食指與拇指之間，將高爾夫球抵在合谷穴（稍微靠近食指），輕輕按壓旋轉（雙手各三十次）。

●注意事項

有青春象徵的面皰、疙瘩，的確是在青春期較易出現的症狀。其原因非常的複雜，首先，是自律神經異常所造成的，或是消化器官系統的變調所致，抑或是荷爾蒙失調所形成的。總之，藉著適度的運動，調整體內，自然能使症狀痊癒。但還存在其他的原因，例如，有些人與生俱來是屬於油性皮膚，或因為細菌的感染而造成的。

東方醫學不會採用直接治療面皰或疙瘩的方法，而將重點置於體質、體力的改善，結果，就能夠創造出不易長面皰、疙瘩的體質。

●有效的方法

如圖所示，將長九十公分的棒子抵住背部，好像用雙臂抱住似的，棒子上下移動，刺激背部的穴道。一邊扭轉上半身，一邊進行這個動作，能使效果倍增。

8 修復受損頭髮的穴道

●治療方法

方法1 以一分鐘三次的比率按壓在手背側手腕關節中央的陽池穴。這個穴道，能夠恢復自律神

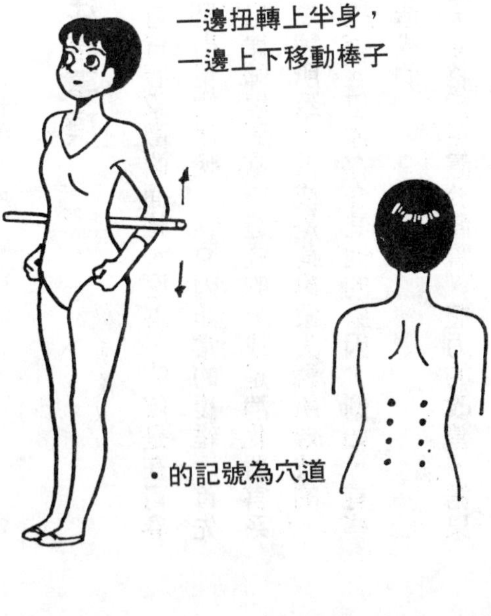
一邊扭轉上半身，
一邊上下移動棒子
・的記號為穴道

經的功能，使內臟機能正常，使得頭的油或汗正常分泌。對於治療婦女病也有效果。

方法②

腳的腳踝上方的太谿穴，也是重要穴道。這是屬於腎經的穴道。腎經支配頭髮的成長，按壓此處，能夠調整內分泌，使女性荷爾蒙分泌旺盛，毛髮復甦。

以拇指靜靜地用力按壓，兩分鐘內，重複按壓三次。

●注意事項

頭髮原本是皮膚變形而成的，就好像觀察指甲可以推斷當天的健康狀態一樣，如果頭髮乾燥、缺乏油分，或是斷裂，掉髮時，就表示體力孱弱。

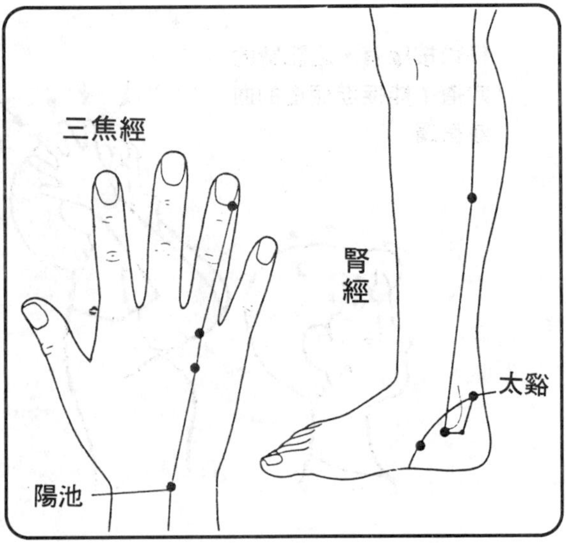

仔細按摩有・之記號的穴道，能促進頭皮的血液循環

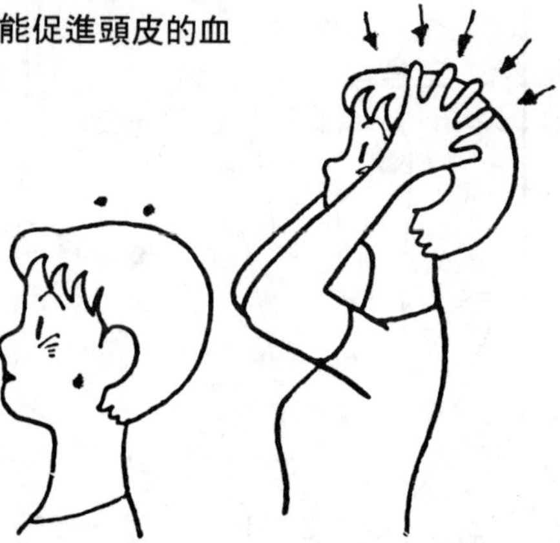

經常有人說：「那個人看起來好辛苦呀！好多的白髮。」當然，白髮包括遺傳的因素在內，不過，過度的疲勞，確實會造成白髮的增加。也就是說，掌管油或汗分泌的內臟機能控制系統，亦即自律神經的功能不全所造成的。

這個自律神經，包括交感神經與副交感神經，兩者保持平衡時，才能發揮正常的作用。

●有效的方法

雙手充分張開，拇指抵住頭髮後方的髮際，其他四指則抵住頭的穴道，輕輕按摩（早晚各兩分鐘）。

9 緊縮手臂的穴道

●治療方法

方法1

手肘彎曲時所形成的橫紋尾端，有曲池穴。用拇指指腹按壓這個穴道。此時，手肘彎曲呈直角，好像抱住手臂似的，肌肉放鬆，較容易按壓。

這是在肌肉與骨骼之間特別容易積存脂肪的部位，以此爲主，仔細按摩周邊。

方法2

用食指靜靜按壓在手掌中央的勞宮與合谷穴，藉此去除手的無力與關節的毛病，使整個手臂清爽、緊繃。

其次，手臂大大地繞四、五次，效果卓著。

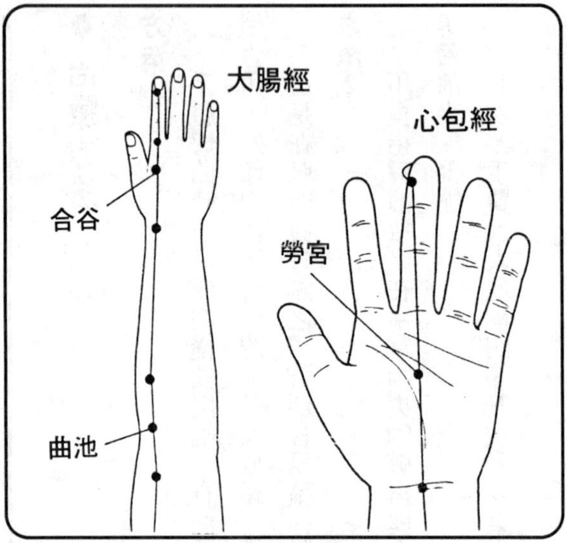

●注意事項

在陽光普照的季節，想要到海邊去做日光浴的女性，可能會有某些方面的煩惱，例如，手臂太粗，無法穿流行的服飾。很多女性都希望自己能夠擁有纖細的手臂。

不僅是手臂，因為過胖而感到苦惱的人，有十分之一會進行減肥。然而，卻有不少人因為勉強減肥，使得身體受損。如果有心要減肥，則要從根本上改善以往的生活型態，飲食八分飽，每天從事適度的運動。

●有效的方法

單手握住球拍揮動，活動整個手臂，這是重點。同時，一日進行三次伏地挺身，就能去除贅肉，使肌肉緊繃。雖然吊單槓或伏地挺身是很好的運動，但如果過度進行，只會使肌肉發達，形成粗壯的手臂。故凡事要適可而止。

10 美化指尖的穴道

●治療方法

方法1

從拇指到小指，每根指頭用另一隻手的指尖捏住，前後移動，各指約揉捏兩分鐘。尤其要將重點置於無名指，仔細進行。能夠刺激末端的血管或神經，創造血液循環良好的美麗手指。

方法2

用另一隻手的拇指指腹用力按壓各指頭，並向後翻轉。這時，重點置於無名指。這個指與三焦經相連。因此，不僅是手指，也能夠去除手臂、肩膀、頸部的損傷，為促進血液循環

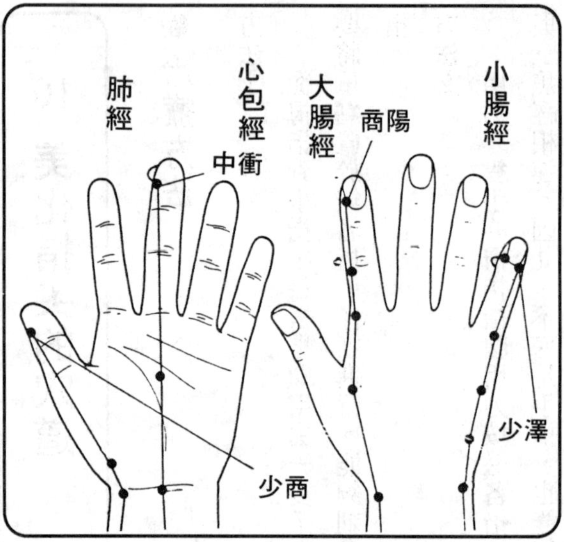

的穴道。

尤其可以利用泡澡使全身溫暖之際，悠閒地伸展身體來進行，效果加倍。

●注意事項

有些穿著時髦，外表高貴而富於魅力的女性，卻擁有一雙乾扁枯瘦的手，這實有美中不足的之感。

當然，有些人的美麗手指是與天俱來的。手指構成指關節的骨與肌肉的肌腱之間之縫隙積存脂肪時，會使手部顯得過於鬆軟，必須防止過剩的脂肪積存於關節之間，只要去除多餘的脂肪，就能夠使指尖纖細。平日不可怠忽手的護理，隨時保持柔潤富於光澤的手指，這是很重要的。

11 創造修長美腿的穴道

●治療方法

方法1

擁有美麗修長雙腿的重點，在於委中、崑崙、太谿、湧泉穴，用力按壓這些穴道有效，能夠調整肌肉的機能，消除贅肉。以雙手的中指與無名指按壓在膝後方的委中穴，其次，用拇指與其他四指由兩側按壓位於腳脖子的崑崙與太谿穴。另外，將腳置於膝上，用拇指按壓腳底心的湧泉穴。

方法2

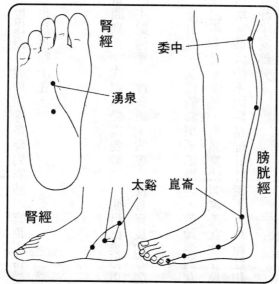

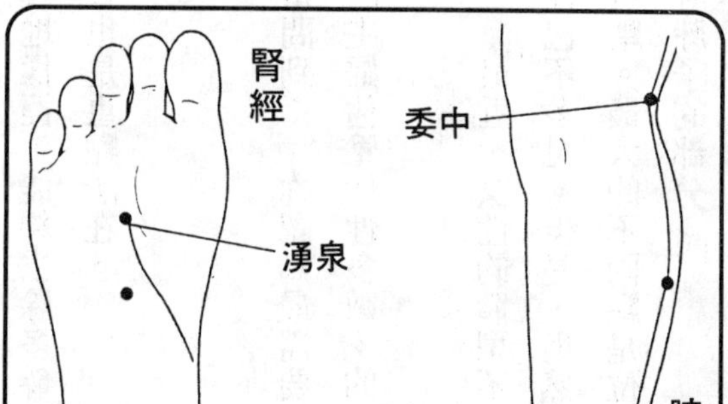

雙手貼住小腿肚，使用手臂，好像畫圓一般地揉捏，能夠去除多餘的脂肪。宜每天持續實行。另外，適度的運動以及正確的飲食生活，也是重點所在。

●注意事項

某報紙記載與女性身體有關的意識調查，當問到：「妳認為最需要努力，使自己變得更美麗的部分是什麼？」則回答「希望腳變細」的主婦佔壓倒性多數。的確，擁有修長的雙腿，是所有女性所追求的共同目標。

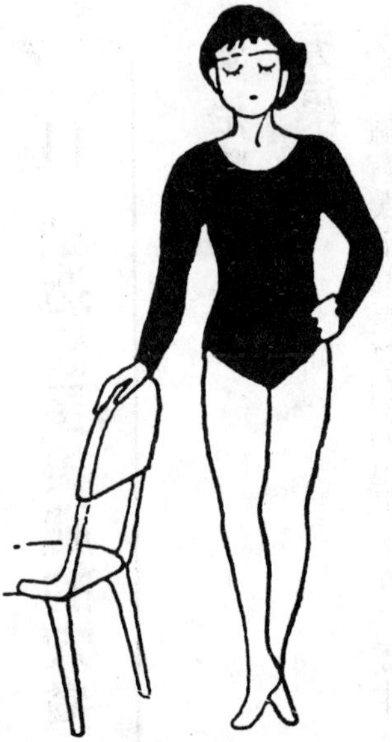

最近，女性的體型不斷提昇，蘿蔔腿的女性已不多見。但是，仍然無法與歐美女性並駕齊驅。最大的不同點是位於膝蓋下方小腿肚和腳脖子的部分。

要擁有美麗、修長的雙腿，首先要使這個部分緊繃，同時，也要努力解除大腿的贅肉。

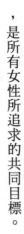

●有效的方法

挺直背肌站立，單手插腰，另一隻手扶住椅背。收縮腹部，用腳尖站立。這是，膝蓋不可張開。持續二十秒鐘，然後休息十秒鐘，重複進行三次。

12 提昇眼部魅力的穴道

●治療方法

每一根指尖都要進行揉捏，重點在於小指。屬於小指的心經通過眼，因此，對於消除眼睛疲勞有效。

●注意事項

自古以來，眼睛就被視為是「靈魂之窗」。關於眼睛的表情有很多，在沒有自信的時候

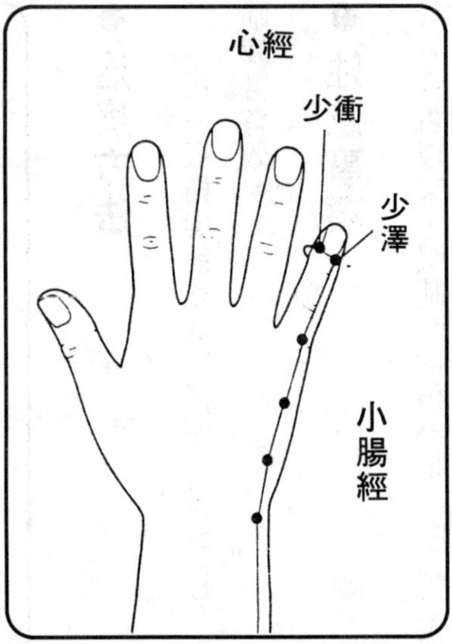

，眼簾下垂，或目光空洞；在忿怒的時候，眼睛噴火；另外，有些人會有真情流露的眼光，或露出溫柔的眼神。換言之，眼部的表情，能訴說一個人真實的情感。

你是否會深受電影畫面上演員的目光所吸引呢？用眼睛來表現演技，實在是深具魅力。就算是用全身來表達自己的演技，就算擁有美麗的臉龐或身段，但如果缺乏眼部的演技，則毫無魅力可言。

平常，就得注意這個問題而保護自己的眼睛。經常只凝視於一點而從事精密度較高的工作者，需要注意眼部的運動。左右或轉圓的運動，都很重要。其次，利用手指進行穴道健康法，就能提昇效果。

●有效的方法

方法①

當眼睛疲勞時，我們往往會在無意識之間用拇指與食指按壓內眼頭或鼻尖的凹陷處。在此有一個睛明穴，是創造靈活、美麗的眼睛之穴道。按壓一分鐘，靜靜放開。重複二、三次。

方法②

要消除眼部周圍的小皺紋，可用拇指按壓在眼的兩側之瞳子髎（距離眼頭外側一公分）。然後，靜靜地放鬆，重複二、三次。

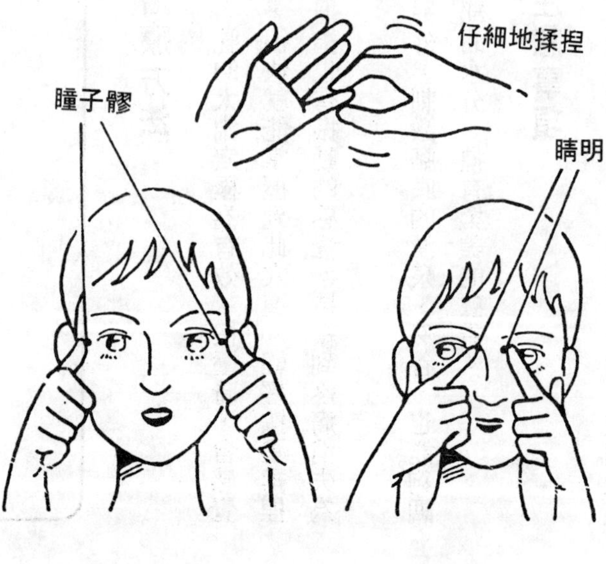

13 創造美麗的聲音的穴道

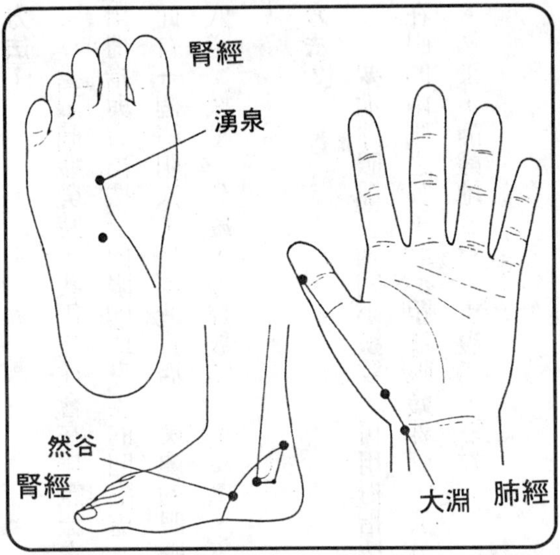

●治療方法

手腕的太淵穴極為有效。按壓時，會感覺脈動，很快就能掌握到此穴道。輕輕按壓揉捏，連拇指也有振動的感覺。持續到疼痛消失為止。

另外，刺激腳底的湧泉、然谷，也能夠調節喉部的水分，擁有柔美的聲音。

●注意事項

喉嚨正常與否，是健康的指標。充滿元氣

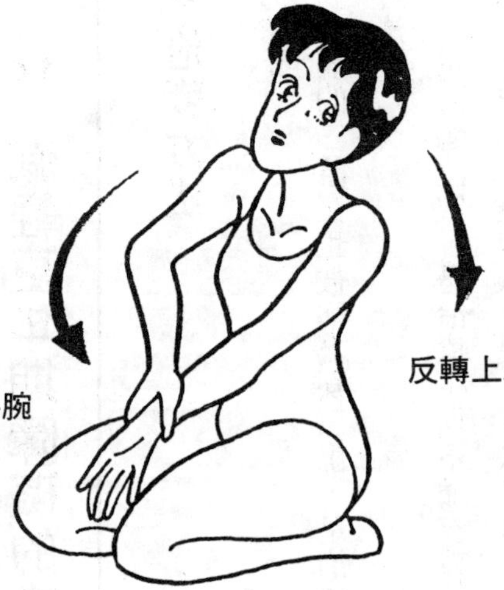

時，音色宏量，聲音清澄美麗，會博取對方的好感。但是，睡眠不足、抽煙或飲酒過度，或過度勉強役使身體時，聲音會變得嘶啞，喉嚨腫脹。

東方醫學認為肺生病時，聲音會變得高亢，如果說話有氣無力，好像羽毛般的輕盈，感覺柔軟無力，則表示腎虛。所以，平時就充實體力，創造響亮的音色。

●有效的方法

雙手手掌仔細揉搓，直到發熱為止，然後，將手輕輕貼在喉嚨前部，以不會產生壓迫感的程度貼住五分鐘。這樣具有潤喉的效果。

然後，彎曲左手肘，用右手握住左邊的手

腕。一邊吐氣，一邊將左手朝前方伸出。這時，好像用右手擰住左手手腕似的，將左手朝外側扭，仰起上身，左右各重複十次。

14 減輕更年期障礙的穴道

●治療方法

方法1 腳的三陰交也被稱為女三里，是治療婦女病有效的穴道。以雙手拇指指腹用力按壓。

方法2 足的臨泣穴，是治療生理不順有效的穴道；同時，也能促進內臟機能旺盛，調整全身狀態。更年期障礙因人而異，症狀各有不同。除此之外，如果感覺血氣上衝，則必須選擇手的前谷穴治療；覺得腳部發冷時，則必須選擇湧泉穴。配合各種症狀，選擇合適的穴道進行治療。

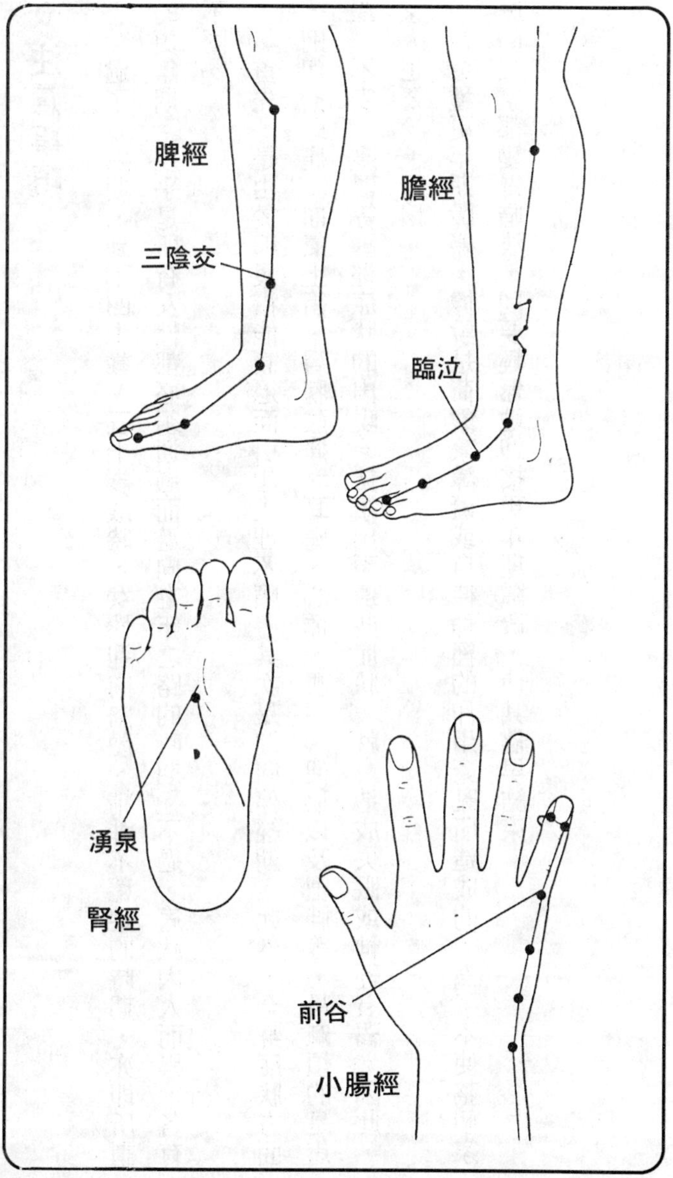
脾經
三陰交
膽經
臨泣
湧泉
腎經
前谷
小腸經

●注意事項

過了成熟期，到了四十歲～五十幾歲時，女性迎向肉體、精神不穩定的時期，亦即所謂的更年期。幾乎是所有女性都必須通過而邁向老年之路的時期。不過，病狀因人而異，各有不同。

首先，是由於卵巢機能衰退而引起生理不順，其次是迎向停經期。此外，全身症狀方面，則包括頭痛、血氣上衝、肩膀酸痛、耳鳴、心悸、腰痛、便秘以及肥胖等，最麻煩的是焦躁、不安、憂鬱等神經症狀的出現。持續出現這些症狀，就會造成失眠或神經衰弱。因此，家人也要給予關懷。

這種更年期障礙，據說是荷爾蒙障礙或自律神經的作用紊亂所造成的。為了不使整個家庭的氣氛都變得暗淡，則要輕鬆地迎接更年期障礙，使其儘早結束。

15 治療肥胖的穴道

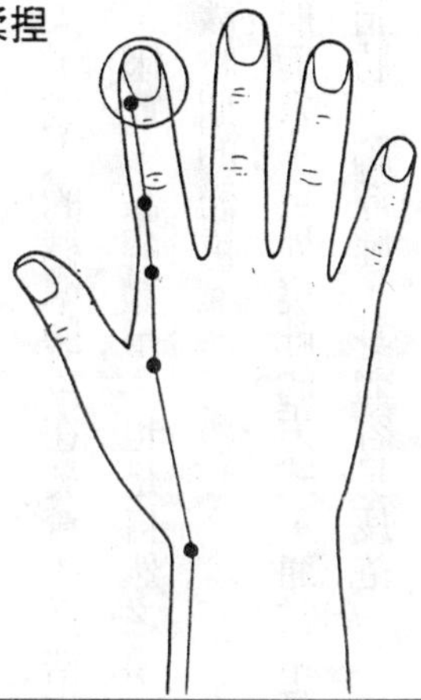

●治療方法

方法1

這個運動的重點，在於手的食指。

食指是屬於與胃腸等全身消化器官相連的大腸經。用左右手仔細揉捏、刺激手指前端，能夠使胃腸功能旺盛，創造正常的身體，並且能使崩潰的內臟機能恢復平衡。

如此即可抑制因營養狀態偏差而導致肥胖。

方法2

勾手指的方法，就是將雙手的食指互相勾

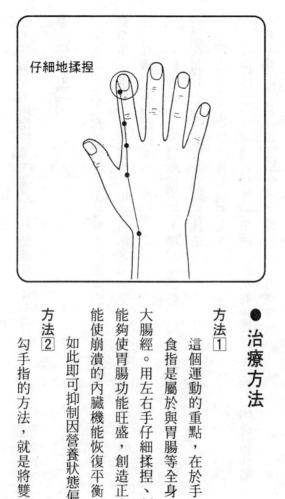

住，於胸前朝兩側拉扯的運動。能使前述方法與目的，效果更徹底達成。

●注意事項

本來，成人的標準體重在發育成長結束的二十五歲就不再增加。隨著年齡的增長，肌肉會減少，因此，減輕體重，也是自然之事。除了小時候就過度肥胖的人之外，其他人最好維持二五歲時期的體重。

一般而言，男性發胖的方式，通常不是腳，而是腹部積存較多的脂肪；女性則是腰部附近積存脂肪，腳浮腫，身體容易疲倦。

那麼，該怎麼做才能夠減肥呢？

如果隨心所欲地過著任性的生活，想吃的時候就吃，想喝的時候就喝，想睡的時候就睡，而不藉著運動就想要減肥，這簡直是天方夜譚。

此外，以健康的觀點來看，借助藥物來達成減肥目的，也不是正確之道。儘管積極努力的限制飲食，也可能因而造成營養不良，或罹患疾病，肌膚變得乾燥。不僅無法減肥，反而有損健康，甚至喪失美麗，這是本末倒置的方法。

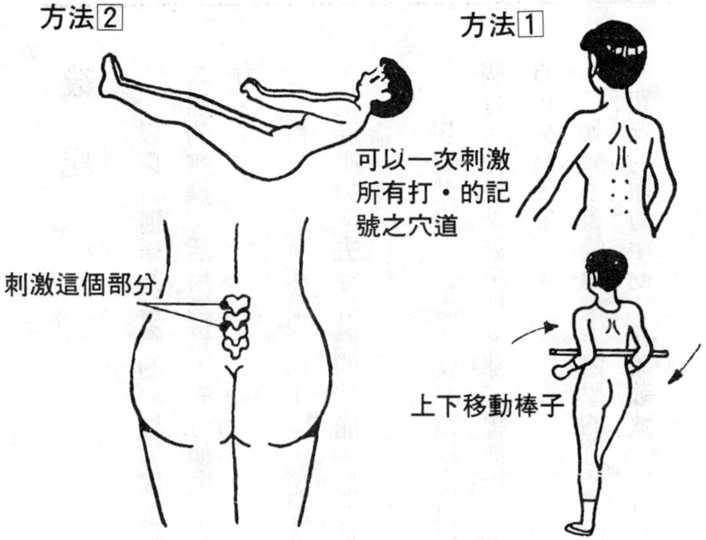
方法2
方法1
可以一次刺激所有打・的記號之穴道
刺激這個部分
上下移動棒子

●有效的方法

方法1

用食指指腹按壓第一腰椎下方的三焦經、第二腰椎下方的腎經。這個穴道，能預防脂肪積存於腰部或腹部。簡單的方法，就是將棒子撐在背部，手臂上下移動，利用棒子來刺激背部的穴道（上下二十次）。

方法2

挺直背部，上身後仰，緊緊握住食指的拳頭筆直地朝前伸直，雙腳併攏，上抬，求取平衡（六秒鐘，進行三次。重點在於挺胸，腹部用力收縮）。

後記

以東方醫學為基礎的「指尖健康法」，足使身心充實，保持健康，防患疾病於未然的體操。活用經絡，充分伸展平常不使用的肌肉或筋骨，使全身的組織湧現活力。

首先，藉著活動「指尖」，能促進血液循環。刺激經絡或經穴，能夠改善內臟，消除壓力，去除身體的酸痛。這即是「指尖健康法」的特徵，是很好的運動療法。

想要健康、長壽，就必須找出自己身體的弱點，每天早晚持續進行，先實行三個月。元氣是表現於臉部、腰部和腳上，如果這三個部分都能夠充滿元氣，那就是真正擁有元氣了。

如果本書能對東方醫學的普及有所貢獻，則感幸甚。本書的出版，得到諸前輩、親友的鼎力相助，謹此敬致十二萬分的謝意。

手腳穴道

據說「手是第二個腦，頭是第二個心臟」，手腳與我們的健康息息相關。指尖健康法即是藉著刺激位於手腳的穴道或經絡而促進血液循環，提高內臟諸器官的機能，引出身體的自然治癒力。本書依症狀別，以插圖表示手腳的穴道。自己可以一邊確認穴道，一邊進行指壓，或是使用核桃、棒子等，輕鬆地進行治療。需要耐心的持續進行三個月～六個月，屆時，就會驚訝的發現自己已經擁有健康的身體了。

大展出版社有限公司 品冠文化出版社	圖書目錄

地址：台北市北投區(石牌)　　電話：(02) 28236031
致遠一路二段 12 巷 1 號　　28236033
郵撥：01669551＜大展＞　　28233123
19346241＜品冠＞　　傳真：(02) 28272069

·少年偵探·品冠編號 66

1. 怪盜二十面相	（精）	江戶川亂步著	特價	189 元
2. 少年偵探團	（精）	江戶川亂步著	特價	189 元
3. 妖怪博士	（精）	江戶川亂步著	特價	189 元
4. 大金塊	（精）	江戶川亂步著	特價	230 元
5. 青銅魔人	（精）	江戶川亂步著	特價	230 元
6. 地底魔術王	（精）	江戶川亂步著	特價	230 元
7. 透明怪人	（精）	江戶川亂步著	特價	230 元
8. 怪人四十面相	（精）	江戶川亂步著	特價	230 元
9. 宇宙怪人	（精）	江戶川亂步著	特價	230 元
10. 恐怖的鐵塔王國	（精）	江戶川亂步著	特價	230 元
11. 灰色巨人	（精）	江戶川亂步著	特價	230 元
12. 海底魔術師	（精）	江戶川亂步著	特價	230 元
13. 黃金豹	（精）	江戶川亂步著	特價	230 元
14. 魔法博士	（精）	江戶川亂步著	特價	230 元
15. 馬戲怪人	（精）	江戶川亂步著	特價	230 元
16. 魔人銅鑼	（精）	江戶川亂步著	特價	230 元
17. 魔法人偶	（精）	江戶川亂步著	特價	230 元
18. 奇面城的秘密	（精）	江戶川亂步著	特價	230 元
19. 夜光人	（精）	江戶川亂步著	特價	230 元
20. 塔上的魔術師	（精）	江戶川亂步著	特價	230 元
21. 鐵人Q	（精）	江戶川亂步著	特價	230 元
22. 假面恐怖王	（精）	江戶川亂步著	特價	230 元
23. 電人M	（精）	江戶川亂步著	特價	230 元
24. 二十面相的詛咒	（精）	江戶川亂步著	特價	230 元
25. 飛天二十面相	（精）	江戶川亂步著	特價	230 元
26. 黃金怪獸	（精）	江戶川亂步著	特價	230 元

·生活廣場·品冠編號 61

1. 366 天誕生星	李芳黛譯	280 元
2. 366 天誕生花與誕生石	李芳黛譯	280 元
3. 科學命相	淺野八郎著	220 元

4.	已知的他界科學	陳蒼杰譯	220 元
5.	開拓未來的他界科學	陳蒼杰譯	220 元
6.	世紀末變態心理犯罪檔案	沈永嘉譯	240 元
7.	366 天開運年鑑	林廷宇編著	230 元
8.	色彩學與你	野村順一著	230 元
9.	科學手相	淺野八郎著	230 元
10.	你也能成為戀愛高手	柯富陽編著	220 元
11.	血型與十二星座	許淑瑛編著	230 元
12.	動物測驗—人性現形	淺野八郎著	200 元
13.	愛情、幸福完全自測	淺野八郎著	200 元
14.	輕鬆攻佔女性	趙奕世編著	230 元
15.	解讀命運密碼	郭宗德著	200 元
16.	由客家了解亞洲	高木桂藏著	220 元

・女醫師系列・品冠編號 62

1.	子宮內膜症	國府田清子著	200 元
2.	子宮肌瘤	黑島淳子著	200 元
3.	上班女性的壓力症候群	池下育子著	200 元
4.	漏尿、尿失禁	中田真木著	200 元
5.	高齡生產	大鷹美子著	200 元
6.	子宮癌	上坊敏子著	200 元
7.	避孕	早乙女智子著	200 元
8.	不孕症	中村春根著	200 元
9.	生理痛與生理不順	堀口雅子著	200 元
10.	更年期	野末悅子著	200 元

・傳統民俗療法・品冠編號 63

1.	神奇刀療法	潘文雄著	200 元
2.	神奇拍打療法	安在峰著	200 元
3.	神奇拔罐療法	安在峰著	200 元
4.	神奇艾灸療法	安在峰著	200 元
5.	神奇貼敷療法	安在峰著	200 元
6.	神奇薰洗療法	安在峰著	200 元
7.	神奇耳穴療法	安在峰著	200 元
8.	神奇指針療法	安在峰著	200 元
9.	神奇藥酒療法	安在峰著	200 元
10.	神奇藥茶療法	安在峰著	200 元
11.	神奇推拿療法	張貴荷著	200 元
12.	神奇止痛療法	漆 浩 著	200 元

・常見病藥膳調養叢書・品冠編號 631

1. 脂肪肝四季飲食 蕭守貴著 200 元
2. 高血壓四季飲食 秦玖剛著 200 元
3. 慢性腎炎四季飲食 魏從強著 200 元
4. 高脂血症四季飲食 薛輝著 200 元
5. 慢性胃炎四季飲食 馬秉祥著 200 元
6. 糖尿病四季飲食 王耀獻著 200 元
7. 癌症四季飲食 李忠著 200 元

・彩色圖解保健・品冠編號 64

1. 瘦身 主婦之友社 300 元
2. 腰痛 主婦之友社 300 元
3. 肩膀痠痛 主婦之友社 300 元
4. 腰、膝、腳的疼痛 主婦之友社 300 元
5. 壓力、精神疲勞 主婦之友社 300 元
6. 眼睛疲勞、視力減退 主婦之友社 300 元

・心 想 事 成・品冠編號 65

1. 魔法愛情點心 結城莫拉著 120 元
2. 可愛手工飾品 結城莫拉著 120 元
3. 可愛打扮 & 髮型 結城莫拉著 120 元
4. 撲克牌算命 結城莫拉著 120 元

・熱 門 新 知・品冠編號 67

1. 圖解基因與 DNA （精） 中原英臣 主編 230 元
2. 圖解人體的神奇 （精） 米山公啟 主編 230 元
3. 圖解腦與心的構造 （精） 永田和哉 主編 230 元
4. 圖解科學的神奇 （精） 鳥海光弘 主編 230 元
5. 圖解數學的神奇 （精） 柳 谷 晃 著 250 元
6. 圖解基因操作 （精） 海老原充 主編 230 元
7. 圖解後基因組 （精） 才園哲人 著 230 元

・法律專欄連載・大展編號 58

台大法學院 法律學系／策劃
法律服務社／編著

1. 別讓您的權利睡著了(1) 200 元
2. 別讓您的權利睡著了(2) 200 元

・武 術 特 輯・大展編號 10

1. 陳式太極拳入門 馮志強編著 180 元

2. 武式太極拳	郝少如編著	200 元
3. 練功十八法入門	蕭京凌編著	120 元
4. 教門長拳	蕭京凌編著	150 元
5. 跆拳道	蕭京凌編譯	180 元
6. 正傳合氣道	程曉鈴譯	200 元
~~7. 圖解雙節棍~~	~~陳銘遠著~~	~~150 元~~
8. 格鬥空手道	鄭旭旭編著	200 元
9. 實用跆拳道	陳國榮編著	200 元
10. 武術初學指南	李文英、解守德編著	250 元
11. 泰國拳	陳國榮著	180 元
12. 中國式摔跤	黃　斌編著	180 元
13. 太極劍入門	李德印編著	180 元
14. 太極拳運動	運動司編	250 元
15. 太極拳譜	清・王宗岳等著	280 元
16. 散手初學	冷　峰編著	200 元
17. 南拳	朱瑞琪編著	180 元
18. 吳式太極劍	王培生著	200 元
19. 太極拳健身與技擊	王培生著	250 元
20. 秘傳武當八卦掌	狄兆龍著	250 元
21. 太極拳論譚	沈　壽著	250 元
22. 陳式太極拳技擊法	馬　虹著	250 元
23. 二十四式/三十二式太極拳/劍	闞桂香著	180 元
24. 楊式秘傳 129 式太極長拳	張楚全著	280 元
25. 楊式太極拳架詳解	林炳堯著	280 元
26. 華佗五禽劍	劉時榮著	180 元
27. 太極拳基礎講座：基本功與簡化 24 式	李德印著	250 元
28. 武式太極拳精華	薛乃印著	200 元
29. 陳式太極拳拳理闡微	馬　虹著	350 元
30. 陳式太極拳體用全書	馬　虹著	400 元
31. 張三豐太極拳	陳占奎著	200 元
32. 中國太極推手	張　山主編	300 元
33. 48 式太極拳入門	門惠豐編著	220 元
34. 太極拳奇人奇功	嚴翰秀編著	250 元
35. 心意門秘籍	李新民編著	220 元
36. 三才門乾坤戊己功	王培生編著	220 元
37. 武式太極劍精華 +VCD	薛乃印編著	350 元
38. 楊式太極拳	傅鐘文演述	200 元
39. 陳式太極拳、劍 36 式	闞桂香編著	250 元
40. 正宗武式太極拳	薛乃印著	220 元
41. 杜元化＜太極拳正宗＞考析	王海洲等著	300 元
42. ＜珍貴版＞陳式太極拳	沈家楨著	280 元
43. 24 式太極拳＋VCD	中國國家體育總局著	350 元
44. 太極推手絕技	安在峰編著	250 元
45. 孫祿堂武學錄	孫祿堂著	300 元

46. <珍貴本>陳式太極拳精選	馮志強著	280元
47. 武當趙保太極拳小架	鄭悟清傳授	250元
48. 太極拳習練知識問答	邱丕相主編	220元
49. 八法拳 八法槍	武世俊著	220元
50. 地趟拳＋VCD	張憲政著	350元
51. 四十八式太極拳＋VCD	楊 靜演示	400元
52. 三十二式太極劍＋VCD	楊 靜演示	350元
53. 隨曲就伸 中國太極拳名家對話錄	余功保著	300元
54. 陳式太極拳五動八法十三勢	鬫桂香著	200元

・彩色圖解太極武術・大展編號 102

1. 太極功夫扇	李德印編著	220元
2. 武當太極劍	李德印編著	220元
3. 楊式太極劍	李德印編著	220元
4. 楊式太極刀	王志遠著	220元
5. 二十四式太極拳（楊式）＋VCD	李德印編著	350元
6. 三十二式太極劍（楊式）＋VCD	李德印編著	350元
7. 四十二式太極劍＋VCD	李德印編著	
8. 四十二式太極拳＋VCD	李德印編著	

・國際武術競賽套路・大展編號 103

1. 長拳	李巧玲執筆	220元
2. 劍術	程慧琨執筆	220元
3. 刀術	劉同為執筆	220元
4. 槍術	張躍寧執筆	220元
5. 棍術	殷玉柱執筆	220元

・簡化太極拳・大展編號 104

1. 陳式太極拳十三式	陳正雷編著	200元
2. 楊式太極拳十三式	楊振鐸編著	200元
3. 吳式太極拳十三式	李秉慈編著	200元
4. 武式太極拳十三式	喬松茂編著	200元
5. 孫式太極拳十三式	孫劍雲編著	200元
6. 趙堡式太極拳十三式	王海洲編著	200元

・中國當代太極拳名家名著・大展編號 106

1. 太極拳規範教程	李德印著	550元
2. 吳式太極拳詮真	王培生著	500元
3. 武式太極拳詮真	喬松茂著	

・名師出高徒・大展編號 111

1.	武術基本功與基本動作	劉玉萍編著	200 元
2.	長拳入門與精進	吳彬等著	220 元
3.	劍術刀術入門與精進	楊柏龍等著	220 元
4.	棍術、槍術入門與精進	邱丕相編著	220 元
5.	南拳入門與精進	朱瑞琪編著	220 元
6.	散手入門與精進	張山等著	220 元
7.	太極拳入門與精進	李德印編著	280 元
8.	太極推手入門與精進	田金龍編著	220 元

・實用武術技擊・大展編號 112

1.	實用自衛拳法	溫佐惠著	250 元
2.	搏擊術精選	陳清山等著	220 元
3.	秘傳防身絕技	程崑彬著	230 元
4.	振藩截拳道入門	陳琦平著	220 元
5.	實用擒拿法	韓建中著	220 元
6.	擒拿反擒拿 88 法	韓建中著	250 元
7.	武當秘門技擊術入門篇	高翔著	250 元
8.	武當秘門技擊術絕技篇	高翔著	250 元

・中國武術規定套路・大展編號 113

1.	螳螂拳	中國武術系列	300 元
2.	劈掛拳	規定套路編寫組	300 元
3.	八極拳	國家體育總局	250 元

・中華傳統武術・大展編號 114

1.	中華古今兵械圖考	裴錫榮主編	280 元
2.	武當劍	陳湘陵編著	200 元
3.	梁派八卦掌（老八掌）	李子鳴遺著	220 元
4.	少林 72 藝與武當 36 功	裴錫榮主編	230 元
5.	三十六把擒拿	佐藤金兵衛主編	200 元
6.	武當太極拳與盤手 20 法	裴錫榮主編	220 元

・少 林 功 夫・大展編號 115

1.	少林打擂秘訣	德虔、素法編著	300 元
2.	少林三大名拳 炮拳、大洪拳、六合拳	門惠豐等著	200 元
3.	少林三絕 氣功、點穴、擒拿	德虔編著	300 元
4.	少林怪兵器秘傳	素法等著	250 元
5.	少林護身暗器秘傳	素法等著	220 元

6. 少林金剛硬氣功　楊維編著　250 元
7. 少林棍法大全　德虔、素法編著　250 元
8. 少林看家拳　德虔、素法編著　250 元
9. 少林正宗七十二藝　德虔、素法編著　280 元
10. 少林瘋魔棍闡宗　馬德著　250 元

・原地太極拳系列・大展編號 11

1. 原地綜合太極拳 24 式　胡啟賢創編　220 元
2. 原地活步太極拳 42 式　胡啟賢創編　200 元
3. 原地簡化太極拳 24 式　胡啟賢創編　200 元
4. 原地太極拳 12 式　胡啟賢創編　200 元
5. 原地青少年太極拳 22 式　胡啟賢創編　220 元

・道學文化・大展編號 12

1. 道在養生：道教長壽術　郝勤等著　250 元
2. 龍虎丹道：道教內丹術　郝勤著　300 元
3. 天上人間：道教神仙譜系　黃德海著　250 元
4. 步罡踏斗：道教祭禮儀典　張澤洪著　250 元
5. 道醫窺秘：道教醫學康復術　王慶餘等著　250 元
6. 勸善成仙：道教生命倫理　李剛著　250 元
7. 洞天福地：道教宮觀勝境　沙銘壽著　250 元
8. 青詞碧簫：道教文學藝術　楊光文等著　250 元
9. 沈博絕麗：道教格言精粹　朱耕發等著　250 元

・易學智慧・大展編號 122

1. 易學與管理　余敦康主編　250 元
2. 易學與養生　劉長林等著　300 元
3. 易學與美學　劉綱紀等著　300 元
4. 易學與科技　董光壁著　280 元
5. 易學與建築　韓增祿著　280 元
6. 易學源流　鄭萬耕著　280 元
7. 易學的思維　傅雲龍等著　250 元
8. 周易與易圖　李申著　250 元
9. 中國佛教與周易　王仲堯著　350 元
10. 易學與儒學　任俊華著　350 元
11. 易學與道教符號揭秘　詹石窗著　350 元

・神算大師・大展編號 123

1. 劉伯溫神算兵法　應涵編著　280 元
2. 姜太公神算兵法　應涵編著　280 元

3. 鬼谷子神算兵法 應涵編著 280元
4. 諸葛亮神算兵法 應涵編著 280元

・秘傳占卜系列・大展編號 14

1. 手相術 淺野八郎著 180元
2. 人相術 淺野八郎著 180元
3. 西洋占星術 淺野八郎著 180元
4. 中國神奇占卜 淺野八郎著 150元
5. 夢判斷 淺野八郎著 150元
6. 前世、來世占卜 淺野八郎著 150元
7. 法國式血型學 淺野八郎著 150元
8. 靈感、符咒學 淺野八郎著 150元
9. 紙牌占卜術 淺野八郎著 150元
10. ESP 超能力占卜 淺野八郎著 150元
11. 猶太數的秘術 淺野八郎著 150元
12. 新心理測驗 淺野八郎著 160元
13. 塔羅牌預言秘法 淺野八郎著 200元

・趣味心理講座・大展編號 15

1. 性格測驗（1） 探索男與女 淺野八郎著 140元
2. 性格測驗（2） 透視人心奧秘 淺野八郎著 140元
3. 性格測驗（3） 發現陌生的自己 淺野八郎著 140元
4. 性格測驗（4） 發現你的真面目 淺野八郎著 140元
5. 性格測驗（5） 讓你們吃驚 淺野八郎著 140元
6. 性格測驗（6） 洞穿心理盲點 淺野八郎著 140元
7. 性格測驗（7） 探索對方心理 淺野八郎著 140元
8. 性格測驗（8） 由吃認識自己 淺野八郎著 160元
9. 性格測驗（9） 戀愛知多少 淺野八郎著 160元
10. 性格測驗（10）由裝扮瞭解人心 淺野八郎著 160元
11. 性格測驗（11）敲開內心玄機 淺野八郎著 140元
12. 性格測驗（12）透視你的未來 淺野八郎著 160元
13. 血型與你的一生 淺野八郎著 160元
14. 趣味推理遊戲 淺野八郎著 160元
15. 行為語言解析 淺野八郎著 160元

・婦幼天地・大展編號 16

1. 八萬人減肥成果 黃靜香譯 180元
2. 三分鐘減肥體操 楊鴻儒譯 150元
3. 窈窕淑女美髮秘訣 柯素娥譯 130元
4. 使妳更迷人 成 玉譯 130元
5. 女性的更年期 官舒妍編譯 160元

6. 胎內育兒法	李玉瓊編譯	150 元
7. 早產兒袋鼠式護理	唐岱蘭譯	200 元
9. 初次育兒 12 個月	婦幼天地編譯組	180 元
10. 斷乳食與幼兒食	婦幼天地編譯組	180 元
11. 培養幼兒能力與性向	婦幼天地編譯組	180 元
12. 培養幼兒創造力的玩具與遊戲	婦幼天地編譯組	180 元
13. 幼兒的症狀與疾病	婦幼天地編譯組	180 元
14. 腿部苗條健美法	婦幼天地編譯組	180 元
15. 女性腰痛別忽視	婦幼天地編譯組	150 元
16. 舒展身心體操術	李玉瓊編譯	130 元
17. 三分鐘臉部體操	趙薇妮著	160 元
18. 生動的笑容表情術	趙薇妮著	160 元
19. 心曠神怡減肥法	川津祐介著	130 元
20. 內衣使妳更美麗	陳玄茹譯	130 元
21. 瑜伽美姿美容	黃靜香編著	180 元
22. 高雅女性裝扮學	陳珮玲譯	180 元
23. 蠶糞肌膚美顏法	梨秀子著	160 元
24. 認識妳的身體	李玉瓊譯	160 元
25. 產後恢復苗條體態	居理安・芙萊喬著	200 元
26. 正確護髮美容法	山崎伊久江著	180 元
27. 安琪拉美姿養生學	安琪拉蘭斯博瑞著	180 元
28. 女體性醫學剖析	增田豐著	220 元
29. 懷孕與生產剖析	岡部綾子著	180 元
30. 斷奶後的健康育兒	東城百合子著	220 元
31. 引出孩子幹勁的責罵藝術	多湖輝著	170 元
32. 培養孩子獨立的藝術	多湖輝著	170 元
33. 子宮肌瘤與卵巢囊腫	陳秀琳編著	180 元
34. 下半身減肥法	納他夏・史達賓著	180 元
35. 女性自然美容法	吳雅菁編著	180 元
36. 再也不發胖	池園悅太郎著	170 元
37. 生男生女控制術	中垣勝裕著	220 元
38. 使妳的肌膚更亮麗	楊 皓編著	170 元
39. 臉部輪廓變美	芝崎義夫著	180 元
40. 斑點、皺紋自己治療	高須克彌著	180 元
41. 面皰自己治療	伊藤雄康著	180 元
42. 隨心所欲瘦身冥想法	原久子著	180 元
43. 胎兒革命	鈴木丈織著	180 元
44. NS 磁氣平衡法塑造窈窕奇蹟	古屋和江著	180 元
45. 享瘦從腳開始	山田陽子著	180 元
46. 小改變瘦 4 公斤	宮本裕子著	180 元
47. 軟管減肥瘦身	高橋輝男著	180 元
48. 海藻精神秘美容法	劉名揚編著	180 元
49. 肌膚保養與脫毛	鈴木真理著	180 元
50. 10 天減肥 3 公斤	彤雲編輯組	180 元

51.	穿出自己的品味	西村玲子著	280元
52.	小孩髮型設計	李芳黛譯	250元

・青春天地・大展編號17

1.	A血型與星座	柯素娥編譯	160元
2.	B血型與星座	柯素娥編譯	160元
3.	0血型與星座	柯素娥編譯	160元
4.	AB血型與星座	柯素娥編譯	120元
5.	青春期性教室	呂貴嵐編譯	130元
9.	小論文寫作秘訣	林顯茂編譯	120元
11.	中學生野外遊戲	熊谷康編著	120元
12.	恐怖極短篇	柯素娥編譯	130元
13.	恐怖夜話	小毛驢編譯	130元
14.	恐怖幽默短篇	小毛驢編譯	120元
15.	黑色幽默短篇	小毛驢編譯	120元
16.	靈異怪談	小毛驢編譯	130元
17.	錯覺遊戲	小毛驢編著	130元
18.	整人遊戲	小毛驢編著	150元
19.	有趣的超常識	柯素娥編譯	130元
20.	哦！原來如此	林慶旺編譯	130元
21.	趣味競賽100種	劉名揚編譯	120元
22.	數學謎題入門	宋釗宜編譯	150元
23.	數學謎題解析	宋釗宜編譯	150元
24.	透視男女心理	林慶旺編譯	120元
25.	少女情懷的自白	李桂蘭編譯	120元
26.	由兄弟姊妹看命運	李玉瓊編譯	130元
27.	趣味的科學魔術	林慶旺編譯	150元
28.	趣味的心理實驗室	李燕玲編譯	150元
29.	愛與性心理測驗	小毛驢編譯	130元
30.	刑案推理解謎	小毛驢編譯	180元
31.	偵探常識推理	小毛驢編譯	180元
32.	偵探常識解謎	小毛驢編譯	130元
33.	偵探推理遊戲	小毛驢編譯	180元
34.	趣味的超魔術	廖玉山編著	150元
35.	趣味的珍奇發明	柯素娥編著	150元
36.	登山用具與技巧	陳瑞菊編著	150元
37.	性的漫談	蘇燕謀編著	180元
38.	無的漫談	蘇燕謀編著	180元
39.	黑色漫談	蘇燕謀編著	180元
40.	白色漫談	蘇燕謀編著	180元

・健康天地・大展編號18

1.	壓力的預防與治療	柯素娥編譯	130 元
2.	超科學氣的魔力	柯素娥編譯	130 元
3.	尿療法治病的神奇	中尾良一著	130 元
4.	鐵證如山的尿療法奇蹟	廖玉山譯	120 元
5.	一日斷食健康法	葉慈容編譯	150 元
6.	胃部強健法	陳炳崑譯	120 元
7.	癌症早期檢查法	廖松濤譯	160 元
8.	老人痴呆症防止法	柯素娥編譯	170 元
9.	松葉汁健康飲料	陳麗芬編譯	150 元
10.	揉肚臍健康法	永井秋夫著	150 元
11.	過勞死、猝死的預防	卓秀貞編譯	130 元
12.	高血壓治療與飲食	藤山順豐著	180 元
13.	老人看護指南	柯素娥編譯	150 元
14.	美容外科淺談	楊啟宏著	150 元
15.	美容外科新境界	楊啟宏著	150 元
16.	鹽是天然的醫生	西英司郎著	140 元
17.	年輕十歲不是夢	梁瑞麟譯	200 元
18.	茶料理治百病	桑野和民著	180 元
20.	杜仲茶養顏減肥法	西田博著	170 元
21.	蜂膠驚人療效	瀨長良三郎著	180 元
22.	蜂膠治百病	瀨長良三郎著	180 元
23.	醫藥與生活	鄭炳全著	180 元
24.	鈣長生寶典	落合敏著	180 元
25.	大蒜長生寶典	木下繁太郎著	160 元
26.	居家自我健康檢查	石川恭三著	160 元
27.	永恆的健康人生	李秀鈴譯	200 元
28.	大豆卵磷脂長生寶典	劉雪卿譯	150 元
29.	芳香療法	梁艾琳譯	160 元
30.	醋長生寶典	柯素娥譯	180 元
31.	從星座透視健康	席拉・吉蒂斯著	180 元
32.	愉悅自在保健學	野本二士夫著	160 元
33.	裸睡健康法	丸山淳士等著	160 元
35.	維他命長生寶典	菅原明子著	180 元
36.	維他命 C 新效果	鐘文訓編	150 元
37.	手、腳病理按摩	堤芳朗著	160 元
38.	AIDS 瞭解與預防	彼得塔歇爾著	180 元
39.	甲殼質殼聚糖健康法	沈永嘉譯	160 元
40.	神經痛預防與治療	木下真男著	160 元
41.	室內身體鍛鍊法	陳炳崑編著	160 元
42.	吃出健康藥膳	劉大器編著	180 元
43.	自我指壓術	蘇燕謀編著	160 元
44.	紅蘿蔔汁斷食療法	李玉瓊編著	150 元
45.	洗心術健康秘法	竺翠萍編譯	170 元
46.	枇杷葉健康療法	柯素娥編譯	180 元

47. 抗衰血癒　楊啟宏著　180 元
48. 與癌搏鬥記　逸見政孝著　180 元
49. 冬蟲夏草長生寶典　高橋義博著　170 元
50. 痔瘡・大腸疾病先端療法　宮島伸宜著　180 元
51. 膠布治癒頑固慢性病　加瀨建造著　180 元
52. 芝麻神奇健康法　小林貞作著　170 元
53. 香煙能防止癡呆？　高田明和著　180 元
54. 穀菜食治癌療法　佐藤成志著　180 元
55. 貼藥健康法　松原英多著　180 元
56. 克服癌症調和道呼吸法　帶津良一著　180 元
57. B 型肝炎預防與治療　野村喜重郎著　180 元
58. 青春永駐養生導引術　早島正雄著　180 元
59. 改變呼吸法創造健康　原久子著　180 元
60. 荷爾蒙平衡養生秘訣　出村博著　180 元
61. 水美肌健康法　井戶勝富著　170 元
62. 認識食物掌握健康　廖梅珠編著　170 元
63. 痛風劇痛消除法　鈴木吉彥著　180 元
64. 酸莖菌驚人療效　上田明彥著　180 元
65. 大豆卵磷脂治現代病　神津健一著　200 元
66. 時辰療法—危險時刻凌晨 4 時　呂建強等著　180 元
67. 自然治癒力提升法　帶津良一著　180 元
68. 巧妙的氣保健法　藤平墨子著　180 元
69. 治癒 C 型肝炎　熊田博光著　180 元
70. 肝臟病預防與治療　劉名揚編著　180 元
71. 腰痛平衡療法　荒井政信著　180 元
72. 根治多汗症、狐臭　稻葉益巳著　220 元
73. 40 歲以後的骨質疏鬆症　沈永嘉譯　180 元
74. 認識中藥　松下一成著　180 元
75. 認識氣的科學　佐佐木茂美著　180 元
76. 我戰勝了癌症　安田伸著　180 元
77. 斑點是身心的危險信號　中野進著　180 元
78. 艾波拉病毒大震撼　玉川重德著　180 元
79. 重新還我黑髮　桑名隆一郎著　180 元
80. 身體節律與健康　林博史著　180 元
81. 生薑治萬病　石原結實著　180 元
83. 木炭驚人的威力　大槻彰著　200 元
84. 認識活性氧　井土貴司著　180 元
85. 深海鮫治百病　廖玉山編著　180 元
86. 神奇的蜂王乳　井上丹治著　180 元
87. 卡拉 OK 健腦法　東潔著　180 元
88. 卡拉 OK 健康法　福田伴男著　180 元
89. 醫藥與生活　鄭炳全著　200 元
90. 洋蔥治百病　宮尾興平著　180 元
91. 年輕 10 歲快步健康法　石塚忠雄著　180 元

國家圖書館出版品預行編目資料

手、腳病理按摩／堤芳朗著；劉雪卿譯
－初版－臺北市；大展，民 84
面 ； 21 公分 －（健康加油站；13）
譯自：手と足のツボ 77
ISBN 957-557-564-4（平裝）
1.經穴 2.按摩

413.912 84013170

原編（健康天地；37）

手、腳病理按摩

ISBN 957-557-564-4

原 著 者／堤 芳 朗
編 譯 者／劉 雪 卿
發 行 人／蔡 森 明
出 版 者／大展出版社有限公司
社　　址／台北市北投區（石牌）致遠一路 2 段 12 巷 1 號
電　　話／（02）28236031・28236033・28233123
傳　　真／（02）28272069
郵政劃撥／01669551
網　　址／www.dah-jaan.com.tw
E - mail／service@dah-jaan.com.tw
登 記 證／局版臺業字第 2171 號
承 印 者／高星印刷品行
裝　　訂／協億印製廠股份有限公司
排 版 者／千兵企業有限公司
初版 1 刷／1995 年（民 84 年）12 月
2 版 1 刷／2004 年（民 93 年）11 月
定價／180 元

大展好書　好書大展
品嘗好書　冠群可期

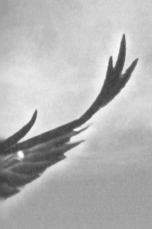

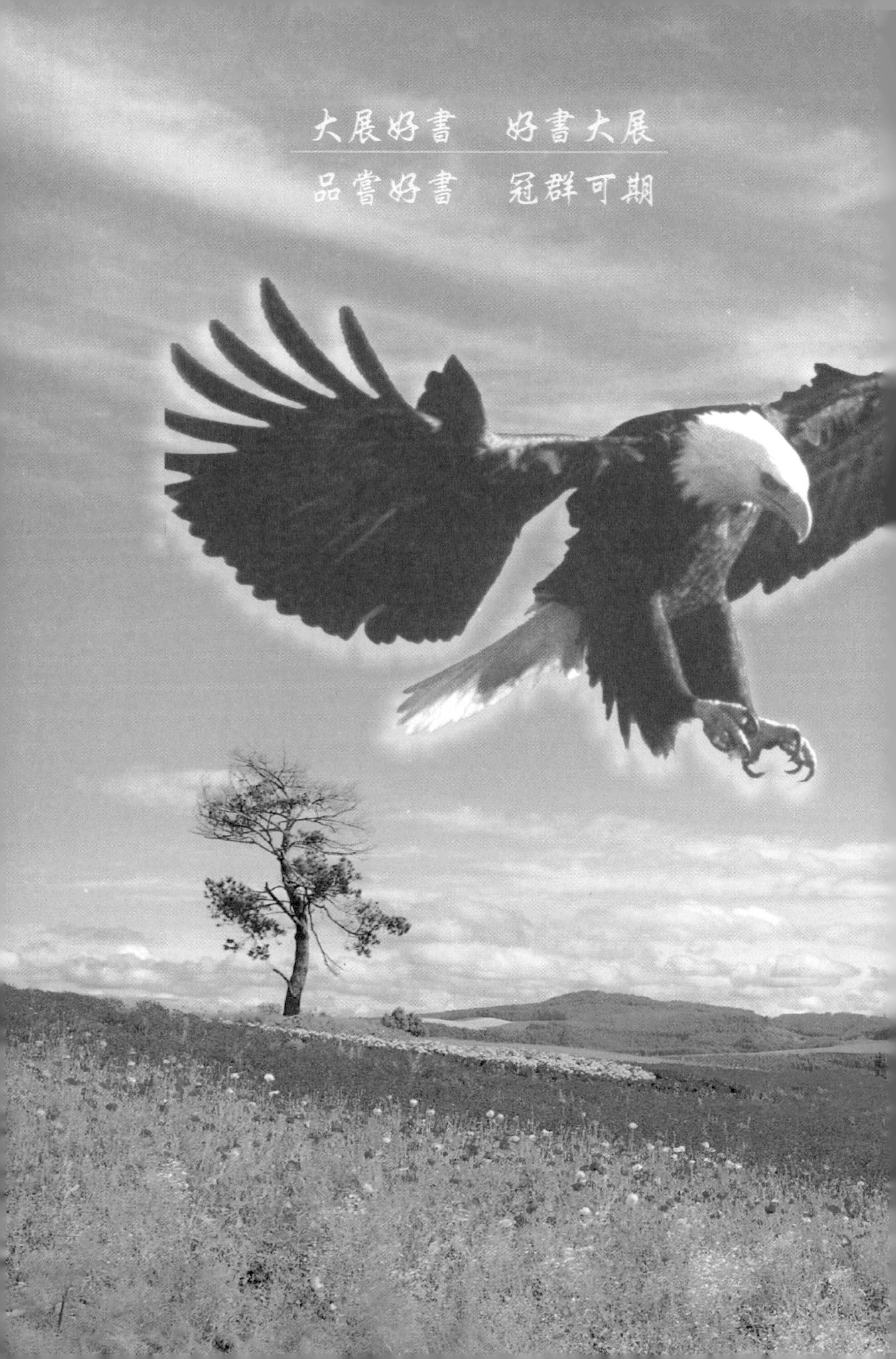
大展好書　好書大展
品嘗好書　冠群可期